Dr. Angela Fetzner

Wie Tiere uns heilen

Das Geheimnis der ganzheitlichen Gesundheit

Achiel Verlag

Dr. Angela Fetzner

Wie die Tiere uns heilen

Das Geheimnis der ganzheitlichen Gesundheit

Bibliografische Information der Deutschen Nationalbibliothek

Die Deutsche Nationalbibliothek verzeichnet diese Publikation in der Deutschen Nationalbibliografie; detaillierte bibliographische Daten sind im Internet über http://dnb.dnb.de abrufbar.

1. Auflage 2023

Herstellung: PLUREOS - 36244 Bad Hersfeld

Herausgeber & Vertrieb:

Achiel Verlag

Gartenstr. 10 - 56462 Höhn

Covergestaltung: ZERO Werbeagentur, München unter Verwendung von Motiven von shutterstock.com

Cover-Foto: © Michael Raab

ISBN 9783986680183

Fotos:

(alle von Depositphotos.com wenn nicht anders angegeben)

Coverfoto:	**© Michael Raab**	**privat**
1.	© Michael Raab	privat
2.	© hyuality	
3.	© Denise Heckelmann	Fotografie
4.	© Denise Heckelmann	Fotografie
5.	© DmytroBandakBO	
6.	© LanaStock	
7.	© kristina888	
8.	© Denise Heckelmann	Fotographie
9.	© alenkasm	
10.	© tan4ikk	
11.	© Michael Raab	privat
12.	© Angela Raab	privat
13.	© Michael Raab	privat
14.	© Michael Raab	privat
15.	© Michael Raab	privat
16.	© eigenes Foto	privat
17.	© Photoboyko	
18.	© AllaSerebrina	
19.	© lofoto	
20.	© IgorVetushko	
21.	© taras_nagirnyak	
22.	© noskaphoto	
23.	© halfpoint	
24.	© Michael Raab	privat

Inhaltsverzeichnis

Prolog

Wie uns die jahrtausendealte Verbindung zu unseren Tieren heilt - und uns wieder zu unseren Ursprüngen führt.

Dieses Buch beschreibt erstmals alle Aspekte der Beziehung zwischen Mensch und Tier – und wie uns Tiere auf allen Ebenen – der physischen, der psychischen, der sozialen und der spirituellen Ebene - helfen und heilen.

- Der Hund, der uns freudig und schwanzwedelnd begrüßt.
- Die Katze, die sich schnurrend und wohlig an uns schmiegt.
- Das Streicheln und Kuscheln mit dem geliebten Tier.
- Das Beobachten eines schlafenden Hundes oder eines friedlich grasenden Esels.
- Das Trostsuchen beim Hund nach einem anstrengenden, ärgerlichen Tag.

Jeder Tierbesitzer erfährt tagtäglich, wie Tiere das Wohlbefinden und die Lebensqualität steigern, ohne dass er die genauen wissenschaftlichen Hintergründe dafür kennt.

Die positiven Erlebnisse und Erfahrungen, die Menschen mit ihren Haustieren machen, wurden inzwischen nichtsdestotrotz durch viele Studien bestätigt – mit teils spektakulären und überraschenden Ergebnissen, die in diesem Buch vollumfänglich aufgezeigt werden.

So senken Tiere nicht nur den Stresspegel und führen zur Entspannung. – Auch das Herz-Kreislauf-System profitiert von der Interaktion mit Tieren. Blutdruck, Puls und Atemfrequenz sinken, auch psychische Krankheiten wie Depressionen und Angstzustände können gelindert oder sogar geheilt werden. Tiere verhelfen ferner zu mehr Bewegung, sodass Gelenke, Muskeln sowie das Immunsystem profitieren.

Weiter wird Übergewicht abgebaut, sowie Koordination und Fitness geschult. Auch die soziale Kompetenz und die geistigen Fähigkeiten werden gefördert, sodass Tiere fürwahr ganzheitliche Therapeuten sind, die sich auf jeden Bereich unseres Lebens positiv auswirken.

Gerade für Tiere kann der Mensch eine starke Empathie empfinden, verbunden mit der Bereitschaft zur Fürsorge, zur Kooperation und zur Bindung.

In der aktuellen, isolierten und sich entfremdeten Gesellschaft werden die Begegnung und der Kontakt zu Tieren mehr denn je gebraucht und ersehnt. Infolgedessen lässt die Beziehung zu Tieren den Menschen zu seinen Wurzeln zurückkehren. Durch die harmonische Interaktion mit dem Tier erfährt der Mensch wieder die Sinnhaftigkeit seines Daseins, verbunden mit dem Erlebnis persönlicher Zufriedenheit und positiver Erfüllung.

Durch die vielfältigen positiven Wirkungen der Tiere wird der Mensch wieder vollständig und heil.

Das Tier lebt im Gegensatz zum Menschen im Moment, es macht sich keine Sorgen, es hadert nicht mit der Vergangenheit, noch blickt es sorgenvoll in die Zukunft. Tiere verfügen im Kontrast zum Menschen über ausgeprägte Instinkte, sie wissen oft intuitiv, was gut und was schlecht für sie ist.

Tiere sind authentisch und eindeutig, von direkter und echter Art. Sie leben gemäß ihrer Wesensart und im Einklang mit der Natur. Infolgedessen wird auch im Menschen der Wunsch nach Authentizität geweckt sowie eine Sehnsucht nach dem Eins-Sein mit sich und der Natur.

Wenn der Mensch mit seinem Tier zusammen ist, spürt er die Unverfälschtheit, die Authentizität und die Unschuld des Tieres. – Eigenschaften, die dem Menschen meist verloren gegangen sind und die ihm gleichermaßen seine eigene Unzulänglichkeit spiegeln.

Das Tier schenkt dem Menschen Liebe, Empathie und Trost, bedingungs-los, kompromiss-los und selbst-los. Tiere sind nicht berechnend, sie täuschen und ent-täuschen ihren Menschen nicht.

Der Mensch fühlt sich vom Tier geliebt, gebraucht und gemeint. Er liebt es, sich um sein Tier zu kümmern und ihm Schutz und Fürsorge zu schenken. Die Stille der Tiere und die nonverbale Kommunikation mit dem Tier senken den Stresslevel beim Menschen, das Kuscheln mit dem Tier lässt ihn zur Ruhe kommen.

Der Umgang mit einem Tier ist für viele Menschen ungezwungener als der Umgang mit anderen Menschen. – Tiere werten und bewerten einen Menschen nicht, sie urteilen weiter nicht über diesen. Das Tier kümmert sich nicht um den gesellschaftlichen Status eines Menschen, weiter interessieren sein Beruf, sein Alter und sein Aussehen das Tier nicht.

Ferner entspricht der Habitus von Tieren oft dem sogenannten Kindchenschema. Bspw. weisen Esel wie kleine Kinder einen im Vergleich zum Körper überproportional großen Kopf und große Augen auf – diese Merkmale lösen beim Menschen emotionale Zuneigung aus, sowie den Wunsch, das Tier zu pflegen und für es zu sorgen.

Das tief im Menschen verankerte Interesse und die innere Verbundenheit zum Tierreich und zur Natur im Allgemeinen wird auch als Biophilie bezeichnet.

Die Biophilie, die leidenschaftliche Liebe zum Leben und allem Lebendigen, ist ein lebensförderndes und lebensbejahendes Prinzip.

Menschen interessieren sich u. a. für Tiere und alles Leben, weil die Auseinandersetzung damit Aufschluss über das eigene Selbst gibt.

Tiere sind durch ihre unverdorbene Ursprünglichkeit sowie durch ihre Nähe und Verbundenheit mit der Essenz des Lebens kraftvolle Wesen, die den Menschen Weisheit vermitteln können. Sie können zur Selbsterkenntnis verhelfen sowie zur Rückbesinnung auf die eigenen Wurzeln, auf das eigene Innere. Sie verhelfen dem Menschen ganzheitlich zum Heil-Sein.

Menschen gehen bevorzugt Beziehungen mit sozial lebenden Tieren wie Hunden oder Pferden/ Eseln ein, da hier beide Seiten emotional und sozial von der Beziehung zum Gegenüber profitieren können.

Aufgrund vieler Ähnlichkeiten gelingt Menschen die Identifikation mit einem sogenannten Kumpantier – Hund, Pferd usw. – am besten. Infolgedessen werden Kumpantiere aufgrund ihres Charakters und ihren Qualitäten besonders wertgeschätzt und erhalten gleichzeitig den Status eines vollwertigen Partners und Gefährten.

Die Wirkung des Tiers auf den Menschen ist freilich nicht allein vom Tier abhängig, eine Steigerung des Wohlbefindens oder gar eine heilsame Wirkung eines Tiers auf den Menschen setzt voraus, dass der Mensch dem Tier gegenüber positiv eingestellt ist und eine wie auch immer geartete Beziehung zum jeweiligen Tier eingehen kann.

Die Mensch-Tier-Beziehung

In Deutschland lebt zurzeit in fast jedem zweiten Haushalt ein Tier. Tiere begleiten Menschen in allen Gesellschaftsschichten und in jeder Altersklasse, wobei überdurchschnittlich viele Haustiere in Familien mit Kindern leben. Auch der Übergang vom Arbeitsleben in den Ruhestand ist eine Lebensphase, in der bevorzugt ein Haustier angeschafft wird.

Spitzenreiter unter den beliebtesten Haustieren sind Hunde und Katzen, in geringerem Umfang sind Kleintiere wie Meerschweinchen und Hamster vertreten. Auch Aquarien- und Terrarientiere sowie Vögel gehören zu den Haustieren, während Großtiere wie Esel oder Pferde entsprechend ihren Bedürfnissen in der Regel nicht im eigenen Haushalt gehalten werden. Die Zahl der Haustiere steigt von Jahr zu Jahr, und das Haustier nimmt immer mehr die Position eines Familienmitglieds ein. Auch das Wohlergehen und eine artgerechte Haltung werden für (viele) Tierhalter immer wichtiger. - Zeiten, in denen insbesondere Hunde in engen Käfigen vor sich hinvegetierten, sind glücklicherweise weitgehend passé. Natürlich setzt die Obhut für ein Tier voraus, jahre- oder gegebenenfalls auch jahrzehntelang (bspw. bei Eseln) Verantwortung und Fürsorge für das Tier zu übernehmen.

Menschen gehen bevorzugt Beziehungen mit sozial lebenden Tieren wie Hunden oder Pferden ein, da hier beide Seiten emotional und sozial von der Beziehung zum Gegenüber profitieren können.

Die Entwicklung der Mensch-Tier-Beziehung ist hierbei bis heute von Gegensätzen geprägt und die Ambivalenz und Zwiespältigkeit dieser Beziehung hat zurzeit ihren vorläufigen Höhepunkt erlangt. Während die Beziehung zum Haustier meist intensiver und persönlicher wurde, werden gleichzeitig die sogenannten ***„Nutztiere"*** immer mehr objektifiziert.

Während Haustiere verhätschelt und mitunter auch vermenschlicht werden, werden in der industrialisierten Nutztierhaltung den Tieren jedwede Rechte abgesprochen – eingepfercht in engen Ställen, werden sie jeder Möglichkeit beraubt, ihren natürlichen Bedürfnissen und ihren Instinkten nachzukommen. Das Nutztier wird nicht mehr als Lebewesen wahrgenommen, sondern zu einem anonymen Leiden und Sterben verdammt, welches hinter geschlossenen Türen stattfindet.

Die Produktion von Fleisch geschieht unter dem Gesichtspunkt der Profitmaximierung, da für den Großteil der Kunden der Preis des Fleisches das wichtigste und entscheidende Kaufkriterium ist. So ist die Massentierhaltung ein gewinnbringendes Konzept, in dem die Transformation vom Lebewesen zum Produkt unsichtbar verläuft – im Endeffekt soll die Darreichungsform des Fleisches im Supermarkt in keinster Weise an ein Tier erinnern, das mehr gelitten als gelebt hat. Das Tier wird zeit seines ***„Lebens“*** ausgebeutet, es vegetiert in immer lebensferneren Bedingungen, seiner Würde und seines Rechts auf ein glückliches und zufriedenes Leben beraubt. Degradiert zur seelenlosen ***„Sache“***, eingesperrt, misshandelt und schließlich getötet, dient es nur dem Zweck, monetäre Interessen zu erfüllen.

Überraschend mag für den einen oder anderen auch der Vergleich der Zahl der Nutz- und Versuchstiere mit denen der Haustiere sein. So gibt es in Deutschland etwa 95,6 % Nutz- und Versuchstiere, denen gerade mal 4,4 % Haustiere gegenüberstehen.

Möge in diesem Zusammenhang die Hoffnung bestehen, dass das enge Verhältnis der wenigen Haustiere die Einstellung der Menschen zu ***„Nutztieren“*** – diese Haltung ist oft allzu zwiegespalten, wenig reflektiert und paradox – zum Positiven beeinflusst.

Warum suchen Menschen die Nähe und Gesellschaft von Tieren?

Oft stellt sich die Frage, warum Menschen überhaupt eine Beziehung zu einem Tier suchen und aufbauen – könnten sie doch genügend Kontakte und Beziehungen zu ihren Mitmenschen pflegen.

Zunächst geht man davon aus, dass das Interesse der Menschen an allen Bereichen der Natur, zu der freilich auch die Tiere gehören, evolutionär begründet ist.

Bestimmte Verhaltensweisen bzw. Eigenschaften, die sowohl Menschen als auch Tiere aufweisen, - bspw. das Sozialleben, das Empfinden von Freude, Schmerz, Trauer – lassen den Menschen die Verbundenheit und die Identifikation mit Tieren spüren und schätzen. Auf der anderen Seite sind es aber auch gerade besondere Eigenschaften, die Menschen an Tieren schätzen, weil sie selbst nicht über diese Eigenschaften der Tiere verfügen.

So ist der Umgang des Menschen mit einem Tier oft ungezwungener als der Umgang mit anderen Menschen. – Tiere werten und bewerten einen Menschen nicht, sie urteilen weiter nicht über diesen. Das Tier kümmert sich nicht um den gesellschaftlichen Status eines Menschen, auch sein Beruf, sein Alter und sein Aussehen interessieren das Tier nicht.

Das Tier lebt im Gegensatz zum Menschen im Moment, es macht sich keine Sorgen, es hadert nicht mit der Vergangenheit, noch blickt es sorgenvoll in die Zukunft. Tiere verfügen im Kontrast zum Menschen über ausgeprägte Instinkte, sie wissen oft intuitiv, was gut und was schlecht für sie ist.

Tiere sind authentisch und eindeutig, von direkter und echter Art. Sie leben gemäß ihrer Wesensart und im Einklang mit der Natur. Infolgedessen wird auch im Menschen der Wunsch nach Authentizität geweckt sowie die Sehnsucht nach dem Eins-Sein mit sich und der Natur.

Wenn er mit seinem Tier zusammen ist, spürt der Mensch die Unverfälschtheit, die Authentizität und die Unschuld des Tieres. – Eigenschaften, die dem Menschen meist verloren gegangen sind und nach denen er sich nichtsdestotrotz sehnt und die ihm auch gleichermaßen seine eigene Unzulänglichkeit spiegeln.

Das Tier schenkt dem Menschen Liebe, Empathie und Trost, bedingungslos, kompromiss-los und selbst-los. Tiere sind nicht berechnend, sie täuschen und ent-täuschen ihren Menschen nicht.

Der Mensch fühlt sich vom Tier geliebt, gebraucht und gemeint. Er liebt es, sich um sein Tier zu kümmern und ihm Schutz und Fürsorge zu schenken. Die Stille der Tiere und die nonverbale Kommunikation mit dem Tier senken den Stresslevel beim Menschen, das Kuscheln mit dem Tier lässt ihn zur Ruhe und Entspannung kommen.

Hinzu kommt, dass der Habitus von Tieren oft dem sogenannten Kindchenschema entspricht. Bspw. weisen Esel wie kleine Kinder einen im Vergleich zum Körper überproportional großen Kopf und große Augen auf – diese Merkmale lösen beim Menschen emotionale Zuneigung aus und den Wunsch, das Tier zu pflegen und für es zu sorgen.

Während manche Menschen die Gesellschaft von Mitmenschen und Tieren gleichermaßen schätzen, gibt es Menschen, welche den Kontakt mit Tieren bevorzugen. Insbesondere verbitterte, enttäuschte, verratene und betrogene Menschen stellen das Tier über den Menschen.

Redewendungen wie ***„Der Hund ist der beste Freund des Menschen"*** oder ***„Nach manchen Gesprächen mit Menschen hat man den Wunsch, einen Hund zu streicheln, einem Affen zuzulächeln und vor einem Elefanten den Hut zu ziehen."*** **(Maxim Gorki, 1868-1936, russischer Erzähler und Dramatiker)** verdeutlichen, dass viele Menschen nicht mehr allzu viel von ihren Mitmenschen halten und dass das Tier für diese ***„der bessere Mensch"*** ist.

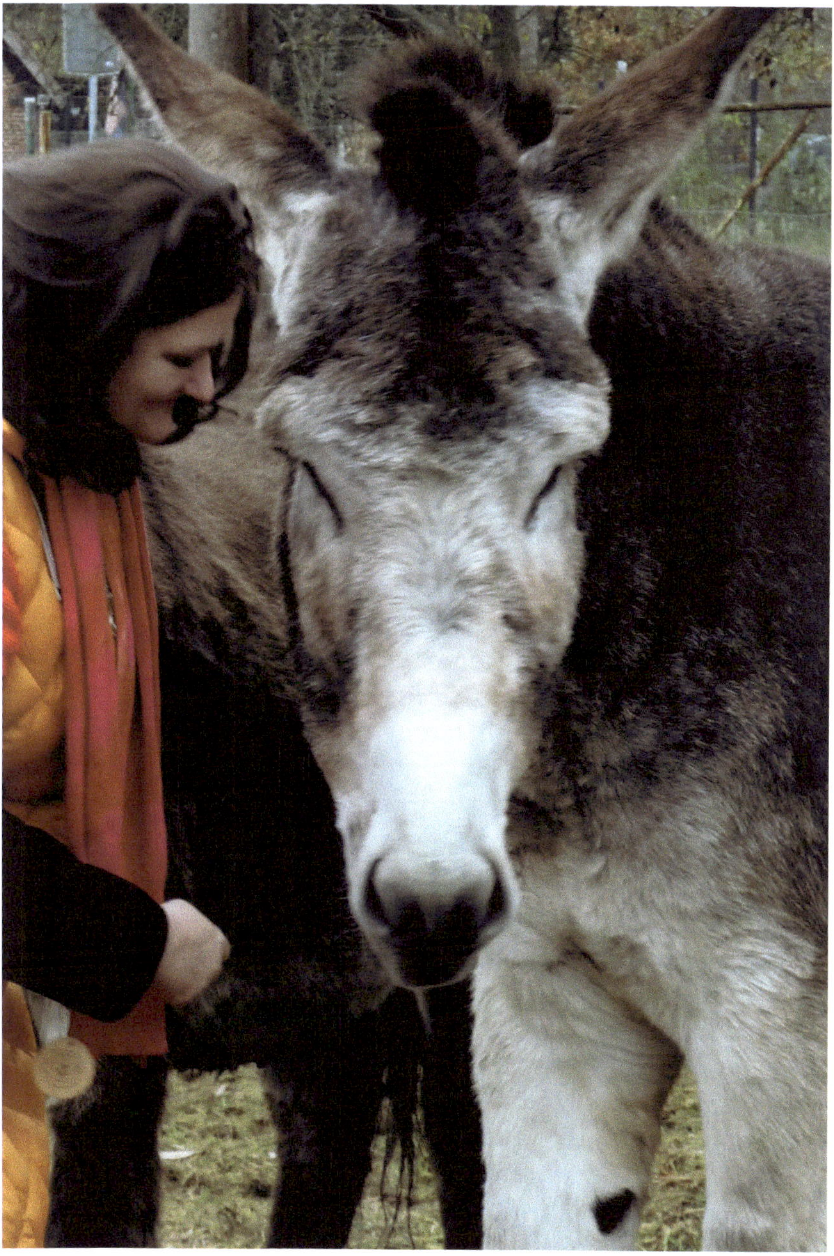

Bild 1 - Nähe zu Tieren - hier die Autorin mit Riesenesel Quodis

Gerade Menschen, die von ihren Mitmenschen enttäuscht oder verraten wurden, können ihresgleichen nicht mehr vertrauen. Zu Misanthropen geworden, schenken sie ihre ganze Liebe und Zuneigung ihrem Tier und sind gleichermaßen nur noch bereit, feste Bindungen mit Tieren einzugehen.

Bisweilen werden Tiere von misanthropen Menschen – aber genauso auch von philanthropen Menschen, also von anderen Menschen zugewandten Personen – vergöttert, überhöht und vermenschlicht. Dies kann dazu führen, dass Tiere mit für Menschen bestimmter Nahrung gefüttert werden, mit mehr oder weniger sinnvollem Spielzeug überhäuft werden, Hunde im Körbchen oder gar im Kinderwagen spazieren geführt werden oder Katzen mit Designerklamotten ausgestattet werden. Der Besuch von Hundefriseur und Maniküre und das Abhalten von Hundegeburtstagen ist allenthalben gängige Praxis geworden. Der Grat vom Verwöhnen des geliebten Tieres bis zum versteckten Tiermissbrauch ist mitunter schmal. – Tiermissbrauch beginnt dort, wenn das Tier nicht mehr artgerecht gehalten wird, wenn es seiner tierischen Natur beraubt wird und seinen ureigenen Instinkten nicht mehr folgen kann. Wenn weiter die Persönlichkeit und die Identität des Tieres durch nicht tiergerechte Haltung verloren geht, wenn gesundheitliche Probleme durch zu üppige Fütterung und/ oder zu wenig Bewegung auftreten, dann kommt das Tier zu Schaden und der Weg zum ***„zu Tode lieben"*** ist nicht mehr weit.

Ferner sollen Tiere wie bspw. Esel und Pferde nie in Einzelhaltung leben, ein Artgenosse ist für die psychische Gesundheit und das Wohlergehen des Tieres unabkömmlich. Hunde werden oft als Einzeltiere gehalten, diese treffen üblicherweise aber auf ihren alltäglichen Spaziergängen und im allgemeinen gesellschaftlichen Umgang der Tierhalter regelmäßig auf andere Artgenossen. Ein gesundes Verhältnis des Menschen zum Tier ist von dessen Verantwortung, Fürsorge, Pflege und Liebe geprägt. Sowohl Tier als auch Mensch profitieren emotional, physisch wie auch sozial von der Beziehung zum Gegenüber.

Die Biophilie-Hypothese

Die besondere Beziehung zwischen Mensch und Tier wurde bspw. 1984 durch den amerikanischen **Biologen Edward Osborne Wilson (geb. 1929)** anhand der sogenannten Biophilie-Hypothese erklärt. Die Biophilie, die leidenschaftlichen Liebe zum Leben und allem Lebendigen, ist ein lebensförderndes und lebensbejahendes Prinzip. - Das Gegenteil davon ist die Lust an der Zerstörung des Lebens sowie alle destruktiven Tendenzen.

Der Begriff ***„Biophilie"*** setzt sich aus den altgriechischen Wörtern ***„bios"*** (Leben) und ***„philia"*** (Liebe) zusammen und kann somit mit ***Liebe zum Leben*** übersetzt werden. Man geht bei der Biophilie davon aus, dass der Mensch aufgrund des gemeinsam mit anderen Lebewesen erlebten Prozesses der Evolution eine angeborene Affinität zu allem Lebendigen besitzt und eine tiefe Verbundenheit mit der Natur empfindet. Dabei ist der Begriff Natur ganzheitlich zu betrachten: Menschen, Tiere, Pflanzen sowie Landschaften und Ökosysteme als der Lebensraum von Menschen, Tieren und Pflanzen – dies alles ist Natur.

Da sich der Mensch im Laufe der Geschichte stets mit anderen Lebewesen entwickelt hat und sich hierbei an der Natur und deren innewohnenden Lebewesen orientiert hat, hat der Mensch ein genuines Interesse an der Natur und allen Lebewesen. Gemäß der Biophilie-Hypothese hat der Mensch ein natives Bedürfnis, sich Tieren zuzuwenden und deren Nähe zu suchen. Infolgedessen kann auch erklärt werden, weshalb sich Menschen in der Natur und in Anwesenheit von Tieren üblicherweise wohlfühlen. Die gemeinsam durchlebte Evolution von Mensch und Tier führte, neben einer natürlichen Anziehung zwischen Mensch und Tier, auch dazu, dass zwischen Menschen und Tieren ein gewisses wechselseitiges Verstehen und Verständnis herrscht. Tiere und Menschen können auf ganz verschiedene Weise miteinander interagieren und kommunizieren. Dies hat zur Folge, dass Menschen ein natürliches Streben zum Tier haben, das sich in unterschiedlicher Weise äußern kann.

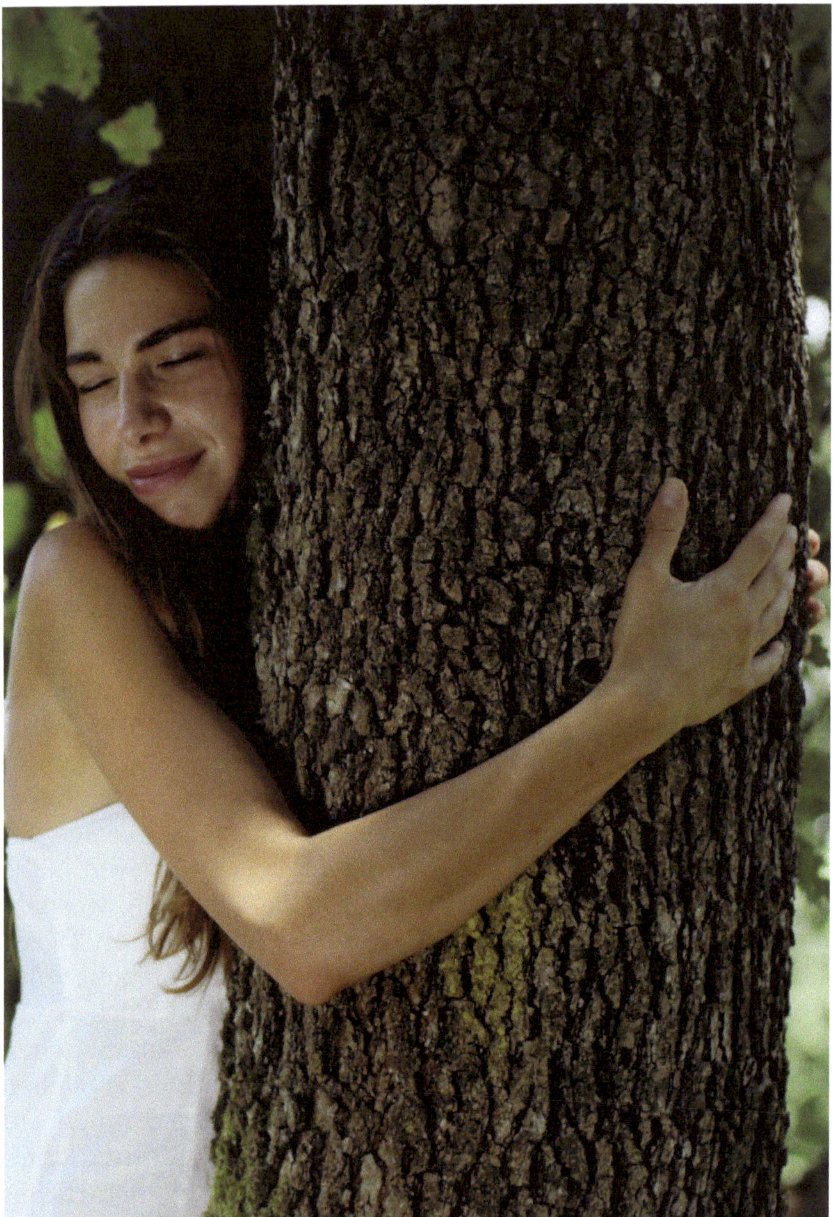

Bild 2 - Biophilie

So fühlen sich viele Menschen verantwortlich gegenüber den Tieren, die unseres Schutzes und unserer Fürsorge bedürfen.

Ein Mensch fühlt sich bspw. verpflichtet, einem verletzten Tier zu helfen und dessen Pein zu lindern. Einem gequälten Tier wird der Mensch in der Regel instinktiv zur Hilfe eilen. Weiter werden Vögel von vielen Menschen im Winter gefüttert. Ferner werden für Vögel Brutkästen aufgestellt, gegen den Durst helfen gereichte Wasserschalen. Liebhaber von Tauben kümmern sich um ehemalige Brieftauben, die oft ein elendes Dasein fristen. Verletzte Vögel werden in Auffangstationen gebracht, wo sie gesund gepflegt werden. Für Schmetterlinge, Bienen und Hummeln werden spezielle Wildblumenwiesen angelegt. Herrenlose Katzen werden mit Nahrung und Streicheleinheiten verwöhnt. Gartenbesitzer schichten Laub, um Igeln, Eidechsen und Molchen ein wohliges Winterquartier zu bereiten. Andere Gartenfreunde legen einen Teich an, um Fröschen, Libellen usw. einen Lebensraum zu bieten.

Hunde werden nicht nur als Haustiere gehalten, viele Menschen gehen regelmäßig mit Hunden aus Tierheimen spazieren und geben diesen Kreaturen infolgedessen ein Gefühl von Geborgenheit und Liebe. Andere Leute arbeiten ehrenamtlich in Tierschutzvereinen, wiederum andere spenden regelmäßig kleinere oder größere Geldbeträge.

Großtiere werden vom Schlachter oder aus anderen unwürdigen Lebensumständen freigekauft und erhalten ihr Gnadenbrot, damit sie einen friedlichen und sorgenfreien Lebensabend verbringen können. Zahlreiche Menschen leisten Aufklärungsarbeit, um auf Missstände in der Tierhaltung aufmerksam zu machen, u. a. auch auf Malaisen, welchen vielen Menschen gar nicht bewusst sind. Andere Menschen ernähren sich vegetarisch oder vegan und verzichten auf Leder und Pelz/Fell an Kleidungsstücken oder Schuhen. Umgekehrt schenken Tiere dem Menschen Liebe, Vertrauen und Wärme. Wie Menschen den Kontakt zu Menschen suchen, so suchen auch (viele) Tierarten die Nähe des Menschen.

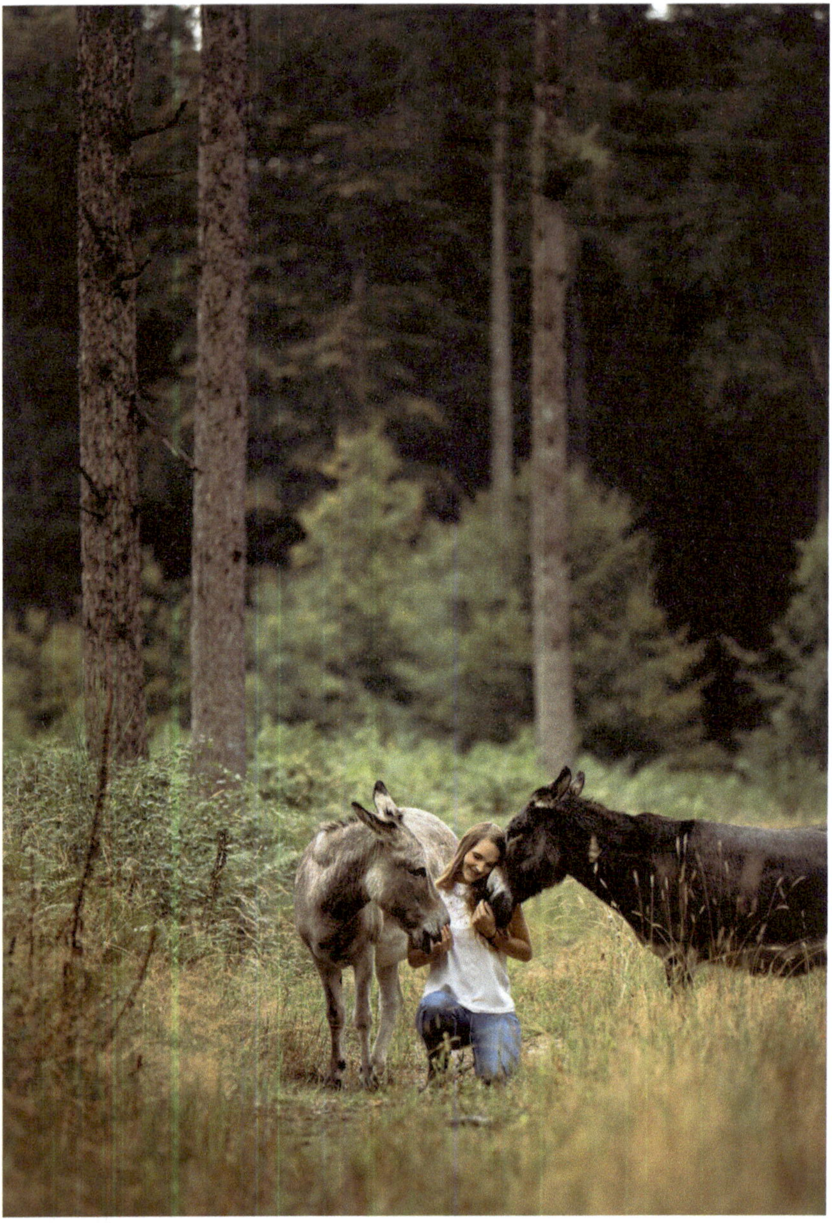

Bild 3 - Meine beiden vom Schlachter geretteten Esel Achiel & Harrie mit ihrer Trainerin Melissa

Der Hund begleitet seinen Menschen, schenkt ihm vorbehaltlose Treue, Loyalität und Liebe. Er schleckt seinen Menschen aus Zuneigung ab, fordert ihn zum Spielen auf und liebt ausgiebigen Körperkontakt zu seinem Menschen. Er begrüßt seinen Besitzer schwanzwedelnd, wenn dieser nach Hause zurückkehrt, die Abwesenheit seines Herrchens/ Frauchens bereitet ihm dagegen Unbehagen. Der Hund begleitet seinen Menschen vorzugsweise auf all dessen Wegen, seine Devise lautet ***„dabei sein ist alles"***. Stirbt der Mensch, fällt der Hund nicht selten in verzweifelte Trauer, oft frisst das trauernde Tier nicht mehr und verliert jegliche Lebensfreude.

Der Esel wiederum zeigt seine Zuneigung, indem er seinen Besitzer liebevoll anstupst. Das Grautier weilt gerne ganz nah bei seinen Menschen und freut sich über körperliche Zuwendungen. Spürt das Langohr eine Schwäche seines Menschen – fällt dieser etwa hin – schreit er ganz jämmerlich und beruhigt sich erst wieder, wenn der Mensch wieder aufgestanden ist.

Sind Esel und Mensch Partner geworden, so läuft der Esel bei Ankunft des Menschen auf diesen zu und zeigt Freude. Hat ein Mensch einen Esel als Freund gewonnen, so vertraut der Esel diesem bedingungslos und geht mit ihm durch Dick und Dünn.

Durch eine naturferne Lebensweise geht diese allumfassende Verbundenheit mit den Tieren jedoch verloren bzw. wird überdeckt und unterdrückt. Der Mensch trennt sich infolgedessen von sich selbst bzw. von seinem eigenen Ursprung ab, es kommt zu einem Bruch mit der Natur und ihren Geschöpfen.

Durch die zunehmende Entfremdung von der Natur wird das soziale und emotionale Gleichgewicht des Menschen gestört, der Mensch ist nicht mehr heil. Ohne sich dessen bewusst zu sein, verliert der Mensch die Quelle seiner Identität, er ist entwurzelt, verliert seine Heimat und seinen Halt.

In diesem Zusammenhang sagt dann etwa auch **Edward O. Wilson** (siehe oben) in seinem Buch **Biophilia (1990)** treffend: ***„So ist der Mensch ein Teil der Natur. Sie hat uns hervorgebracht und in ihr werden wir wieder eingehen. Daher kann der Mensch sich nicht ohne Folgen von der Natur emanzipieren, denn ohne einen Bezug zur Natur ist er unvollkommen und somit nicht wirklich lebensfähig."*** (übersetzt aus dem Englischen).

Man vermutet, dass die zunehmende Technisierung und Urbanisierung zu einem Naturmangel oder sogar zu einer Naturdefizitstörung beim Menschen führt, die im Kontrast zu einer tiefen Sehnsucht nach der Natur steht.

Denn aller technischen und zivilisatorischen Fortschritte zum Trotz ist die Hinwendung zur Natur in all ihren Facetten für den Menschen essenziell. Im Kontakt und beim Verweilen in der Natur erfährt der Mensch Zufriedenheit, Ausgeglichenheit, Gelassenheit und Entspannung.

Er kommt seinem ursprünglichen Wesen, seiner Identität und seinen Wurzeln wieder näher. Er findet Ruhe und Eins-Sein in der Natur, fühlt sich von der Harmonie und der Vollkommenheit der Natur ergriffen und angezogen. Der Mensch sehnt sich danach, mit allen Aspekten des Kosmos verbunden zu sein sowie dem übergeordneten Ganzen zugehörig zu sein.

Gerade für Tiere kann der Mensch eine tiefe emotionale Verbundenheit und eine starke Empathie, verbunden mit der Bereitschaft zur Fürsorge, zur Kooperation und zur Bindung erleben. In der aktuellen, isolierten und sich entfremdeten Gesellschaft werden die Begegnung und der Kontakt zu Tieren mehr denn je gebraucht und ersehnt. Infolgedessen lässt die Beziehung zu Tieren den Menschen zu seinen Wurzeln zurückkehren. Durch eine harmonische Interaktion mit dem Tier erfährt der Mensch wieder die Sinnhaftigkeit seines Daseins, verbunden mit dem Erlebnis persönlicher Zufriedenheit und positiver Erfüllung.

Durch die vielfältigen positiven Wirkungen der Tiere wird der Mensch wieder vollständig und heil.

Das Konzept der Du-Evidenz

Damit eine gut funktionierende Beziehung zwischen Mensch und Tier überhaupt entstehen kann, müssen sich sowohl Mensch als auch Tier als (Interaktions-)Partner akzeptieren. Dieses Faktum bezeichnet man als ***Du-Evidenz***.

Das Prinzip der ***Du-Evidenz*** wurde erstmals 1922 von **Karl Bühler** beschrieben, er bezog die Du-Evidenz jedoch nur auf zwischenmenschliche Beziehungen. Der Soziologe **Theodor Geiger (1891-1952)** übertrug die Du-Evidenz 1931 auch auf die Mensch-Tier-Beziehung.

DU-Evidenz bedeutet in diesem Zusammenhang, dass ein Tier – ebenso wie ein Mensch - als DU wahrgenommen und respektiert wird. Voraussetzung dafür ist, dass der Mensch bereit ist, ein Tier als Individuum zu erkennen und zu akzeptieren.

Die Anerkennung der Du-Evidenz zwischen Mensch und Tier bedeutet gleichzeitig, dass Menschen und (bestimmte) Tiere eine Beziehung miteinander eingehen können, die – zumindest in vielen Aspekten - der von Menschen bzw. Tieren untereinander entspricht.

Die Initiative zum Aufbau einer Beziehung geht dabei meist vom Menschen aus. Ausnahmen bestätigen jedoch auch hier die Regel. So ist bekannt, dass Katzen sich vielfach ihren Menschen selbst aussuchen. Es passiert auch gelegentlich, dass Katzen aus ihrem Zuhause ausziehen und sich einen anderen Menschen als neuen ***„Besitzer“*** aussuchen.

Hierbei spielt nicht immer eine falsche Haltung eine Rolle, auch der freiheitsliebende Charakter und der eigene Wille der Katze sind hier von Bedeutung.

Karl Bühler: geb. 1879 in Meckesheim; gest. 1963 in Los Angeles. Deutscher Denk- und Sprachpsychologe und Sprachtheoretiker. Er gilt als Vertreter der sogenannten Würzburger Schule der Denkpsychologie, eines ganzheitspsychologischen Ansatzes.

Auch Esel treffen ihre eigenen Entscheidungen, sie nehmen gerne von sich aus Kontakt zu Menschen auf, denen sie zugetan sind. Generell prüfen Esel genau und oft auch über einen längeren Zeitraum, wem sie vertrauen und sich anschließen können. Selbst die als vertrauensseliger und gehorsamer geltenden Hunde wählen sich innerhalb der Familie ihre Bezugsperson aus.

Eine Beziehung auf Basis der Du-Evidenz entwickelt sich v. a. zwischen Menschen und sozial lebenden Tieren wie Hunden, Pferden und Eseln, da diese ähnliche soziale Grundbedürfnisse und Emotionen haben wie der Mensch. Hinzu kommt, dass der Mensch sich in den Lebens- und Gefühlsäußerungen der genannten Tiere zu erkennen glaubt, sodass eine Identifikation mit dem Tier möglich ist. Infolgedessen wird eine Interaktion mit dem Tier angestrebt. - Eine nonverbale Kommunikation und Verständigung sind möglich. Das Tier versteht den Menschen aufgrund dessen Körpersprache, die durch seine Mimik, seine Gestik sowie durch seine Stimme geprägt ist. Das Tier erspürt auch sehr differenziert die Stimmung und die Gefühlslage seines Menschen, innerhalb von Sekunden kann ein Tier die Emotionen eines Menschen entschlüsseln.

Der Mensch wiederum erlernt bestimmte Signale der Tiere wie Schwanzwedeln, Körperhaltungen, Stellung der Ohren, Schnauben, Bellen, Rufen usw. Tiere drücken sich zwar eindeutiger als der Mensch aus, aber auch bei Tieren ist das Bemühen des Menschen gefordert, das Tier zu verstehen. Darüber hinaus haben v. a. Hunde und Katzen im Laufe ihres Zusammenlebens mit dem Menschen eine ganz eigene, sehr differenzierte und für den Menschen verständliche Kommunikationsform entwickelt. Nichtsdestotrotz sprechen viele Menschen mit ihren Tieren genauso wie mit Menschen, vielfach wird hierbei auch die Babysprache verwendet.

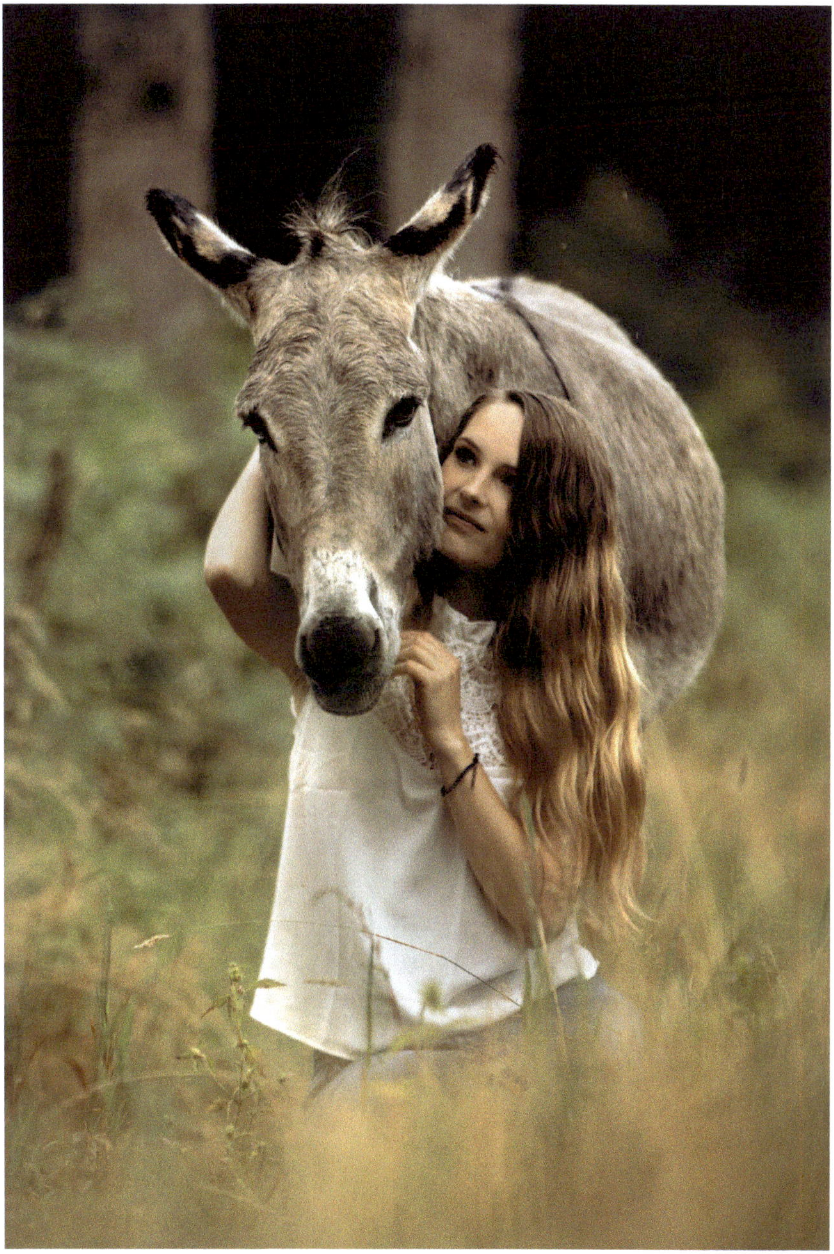

Bild 4 - Mein lungenkranker Esel Achiel vertraut seiner Trainerin.

Die DU-Evidenz beruht weiter auf der Grundlage, dass der Mensch das Tier als seinen (Sozial-)Partner sieht und anerkennt und er bestimmte Analogien und Ähnlichkeiten zum Tier wahrnimmt. Der Mensch braucht hierbei v. a. die (subjektive) Gewissheit, dass es sich bei der Beziehung zum Tier um eine feste Partnerschaft handelt, bei der dem Tier durchaus auch menschliche Qualitäten zugeschrieben werden. Durch die intensive Begegnung und Beziehung zum Tier wird dieses zum individuellen, charakteristischen und damit auch unersetzlichen Partner.

Gemeinsame (nonverbale) Kommunikation, ferner das Bedürfnis nach Nähe, das Streben nach einer harmonischen und prosperierenden Beziehung, nach Interaktion, nach gemeinsamer Bewegung und Aktivitäten, sind weiter die Grundlagen einer vom Menschen wahrgenommenen und geschätzten DU-Evidenz. Je mehr hierbei die emotionalen und sozialen Bedürfnisse eines Menschen mit dem eines Tieres übereinstimmen, desto mehr respektiert der Mensch das Tier als gleichwertiges Du.

Indem Menschen ihrem Tier einen Namen geben, unterstreichen sie einmal mehr dessen Einzigartigkeit und Individualität. – Durch seinen Namen wird das Tier gleichsam aus der Masse seiner Artgenossen herausgehoben und erhält gleichzeitig den Status eines Familienmitglieds.

Voraussetzung für die Du-Evidenz ist weiter die Fähigkeit, für sein Tier Mitgefühl und Empathie zu empfinden. Umgekehrt zeigt das Tier dem Menschen Loyalität, Ehrlichkeit und Empathie. Weiter besitzen Tiere die Fähigkeit, ihre Emotionen klar und ehrlich zu kommunizieren – und dies ist das wichtigste Motiv für Menschen, eine Beziehung mit einem Tier einzugehen sowie sich an dieses zu binden.

Empathie für das Tier, positive Emotionen für und gegenüber diesem und das gemeinsame Erleben und Leben mit dem Tier schaffen weiter grundlegende Voraussetzungen für die Bereitschaft des Menschen, das Tier als gleichwertiges Individuum zu respektieren.

Die Identifikation mit dem Tier und die Du-Evidenz bilden hierbei die unumgängliche Grundlage und Voraussetzung für die heilende Kraft der Tiere, sowohl im Allgemeinen als auch etwa im Rahmen von tiergestützten Interventionen.

Offenheit, Interesse und Empathie für das Tier erlauben es dem Menschen, zeitweilig ***„loszulassen"*** und sich von Alltagsproblemen und Sorgen abzukoppeln. Das Tier lebt im Moment, im Hier und Jetzt, und hier fordert es auch die Aufmerksamkeit seines Menschen ein, der wie das Tier ***„im Augenblicke verweilen soll"***.

Das Konzept der Spiegelneuronen

Spiegelneurone sind bestimmte Nervenzellen, die im Gehirn vom Mensch und einigen Tierarten beim ***„Betrachten"*** eines Vorgangs das gleiche Aktivitätsmuster zeigen wie bei dessen ***„eigener"*** Ausführung. Konkret bedeutet dies, dass im Gehirn eines Tiers oder Menschen, der einen anderen bei einer Tätigkeit beobachtet, die gleichen Zellen aktiv sind, wie bei dem, der die Tätigkeit selbst ausübt. Wenn bspw. ein Mensch einen Tänzer auf einer Bühne beobachtet, werden demnach die gleichen Gehirnbereiche aktiviert wie beim Tänzer selbst. In diesem Zusammenhang findet etwa auch das Sprichwort, dass gute Laune ansteckend ist, eine wissenschaftliche Erklärung. Wenn Menschen gut gelaunte und fröhliche Mitmenschen beobachten oder auch unbewusst wahrnehmen, überträgt sich die gute Laune auch auf den Beobachter. – Infolgedessen gute Laune eben ansteckend ist. Das Gleiche gilt natürlich auch für Trauer, Ärger, Wut – auch hier lassen wir uns mittels ***Spiegelneuronen*** in kürzester Zeit vom Zustand der beobachteten Person anstecken und übernehmen dessen Gefühlslage unbewusst, die Emotionen der beobachteten Person übertragen sich auf uns.

Es findet somit ein somatischer und wechselseitiger Perspektivwechsel zwischen der eigenen Person und dem anderen statt. In einer Art Simulation erleben wir, was andere fühlen, indem wir uns in diese hineinversetzen.

Das Konzept der Spiegelneuronen liefert demnach eine biochemische Erklärung, was im Gehirn von Menschen abläuft, wenn sie untereinander (oder aber mit Tieren) interagieren. Die Prozesse, die hierbei in unserem Körper ablaufen, sind unserer kognitiven Kontrolle entzogen, d. h. sie laufen unbewusst ab. Die Spiegelneurone reagieren hierbei allerdings nur, wenn die beobachtete Handlung bereits im Repertoire vorhanden ist, die Person also auf bereits gemachte Erfahrungen zurückgreifen kann.

Die Art und Weise, wie wir eine beobachtete Handlung spiegeln, hängt auch von unseren Vorerfahrungen ab. So antworten wir normalerweise mit einem Lächeln auf unser ebenfalls lächelndes Gegenüber. Wenn wir aber andererseits die Erfahrung gemacht haben, dass ein Lächeln nicht immer ***„echt“*** ist oder dass die lächelnde Person das Lächeln nur als Mittel zum Zweck einsetzt, werden wir möglicherweise ein Lächeln nicht mehr mit einem selbigen beantworten.

Die Reaktion der Spiegelneuronen ist jedoch nur begrenzt beeinflussbar, weil sie großteils nicht der kognitiven Steuerung unterliegt. - Spiegelneurone reagieren automatisch und sind infolgedessen nur teilweise steuerbar.

Das Konzept der Spiegelneuronen lässt sich ohne Weiteres auch auf die Mensch-Tier-Beziehung übertragen – auch hier erfolgt eine wechselseitige, unbewusste und unwillkürliche Spiegelung von Emotionen, welche völlig wertfrei stattfindet. Infolgedessen ist es möglich, dass wir Emotionen, Empfindungen und Körpergefühle unseres Tieres wahrnehmen und gleichzeitig auch nachempfinden können. Diese Spiegelung ermöglicht es uns u. a., Empathie für unsere Tiere zu empfinden. Gleichzeitig erklärt dieses Konzept auch, warum Tiere beruhigende und angstlösende Effekte auf uns haben und warum sich unsere Stimmung in Gegenwart unseres Tieres meist bessert. Umgekehrt spiegeln Tiere auch ihre Menschen, was dem Menschen die Möglichkeit gibt, sich selbst zu erfahren und zu erkennen.

Ein Beispiel für eine wechselseitige Spiegelung zwischen Mensch und Tier ist der gemeinsame Austausch von Blicken und Aufmerksamkeit, wie man es oft zwischen Mensch und Tier beobachten kann. Somit rufen Tiere und Menschen wechselseitige emotionale Resonanzphänomene hervor, was die Grundlage für Empathie, gegenseitiges Verstehen und ein positives soziales Zusammenleben ist.

Die Bedeutung des Oxytoxin-Systems

Ein weiterer Ansatz zur Erklärung der Mensch-Tier-Beziehung ist das ***Oxytocin-System***. Der körpereigene Neurotransmitter Oxytocin wird im Hypothalamus (der Hirnanhangdrüse) produziert, von wo aus Oxytocin über die Blutbahn in den gesamten Körper gelangt.

Lange war das Neuropeptid-Hormon Oxytocin in der Medizin nur im Rahmen des Geburtsvorgangs als Wehen- und Stillhormon bekannt. So leitet sich der Name ***Oxytocin*** (auch Ocytocin), von den altgriechischen Wörtern ὠκύς ōkys (übersetzt: ‚schnell') und τόκος ***tokos*** (übersetzt: ‚Geburt': ***okytokos***) ab – Oxytocin bedeutet also übersetzt ***„leichte Geburt"*** oder ***„leicht gebärend"***.

Oxytocin wird während der Geburt in den Blutkreislauf ausgeschüttet, infolgedessen zieht sich die Gebärmutter zusammen und die Wehen werden ausgelöst. Zugleich werden die Brustdrüsen zur Abgabe von Milch stimuliert. In der Geburtshilfe wird Oxytocin parenteral verabreicht, um eine überfällige Geburt einzuleiten oder eine zu schwache Wehentätigkeit zu verstärken.

Doch nicht nur bei der Geburt kommt physiologisches – also vom Körper produziertes - Oxytocin zum Einsatz: So sorgt Oxytocin auch nach der Geburt für eine starke Bindung zwischen Mutter und Kind und ruft fürsorgliches Verhalten bei der frischgebackenen Mutter hervor.

Die gleiche Rolle spielt ***Oxytocin*** übrigens auch bei Tiermüttern. – Fehlt Tiermüttern bspw. ein ausreichender Oxytocin-Level, lehnen diese ihren eigenen Nachwuchs ab und überlassen diesen sich selbst.

In neuerer Zeit fand man heraus, dass Oxytocin jedoch nicht nur beim Geburtsvorgang und in der postnatalen Phase eine Rolle spielt – sondern dass das Hormon allgemein soziale Interaktionen reguliert.

So wirkt sich der Neurotransmitter positiv auf das Sozialleben und das Bindungsverhalten zwischen Eltern und Kindern sowie zwischen Paaren und Freunden aus – die gleiche Wirkung lässt sich aber auch bei Menschen und ihren Haustieren feststellen. Denn wie Menschen produzieren auch Säugetiere Oxytocin – und das Hormon sorgt für eine gute und feste Bindung zwischen Mensch und Tier.

Oxytocin wird entsprechend seinen Wirkungen häufig auch als ***„Kuschelhormon"*** oder ***„Bindungshormon"*** bezeichnet, weil es die Bindung und das Vertrauen bei Paaren stärkt. Weiter werden Stress und Angst reduziert, ferner werden Aggressionen gedämpft, sodass der Mensch zu wohliger Entspannung und Ruhe finden kann. Der Blutdruck sinkt, auch der Spiegel von Stresshormonen wie Cortisol und Adrenalin sinkt rapide ab. Andererseits werden durch Oxytocin Nähe, Vertrauen, Liebe, Treue und Empathie gefördert.

Oxytocin wird auch als soziales ***„Kittmittel"*** bezeichnet, weil es das Vertrauen in andere Menschen stärkt, außerdem können soziale Phobien überwunden und sogar negative Sozialerfahrungen ausgelöscht werden.

Und diese Effekte beschränken sich eben nicht nur auf die Beziehung zwischen Paaren, Familienmitgliedern und Freunden, sondern sie treten auch beim Kontakt zwischen verschiedenen Arten wie Menschen und Tieren auf. So wird sowohl beim Menschen als auch bei seinem Tier Oxytocin ausgeschüttet – bspw., wenn Mensch und Tier miteinander kuscheln, schmusen oder spielen. Häufig reicht auch schon ein intensiver Blickkontakt zwischen Mensch und Tier, infolgedessen eine Lawine Oxytocin ausgeschüttet wird.

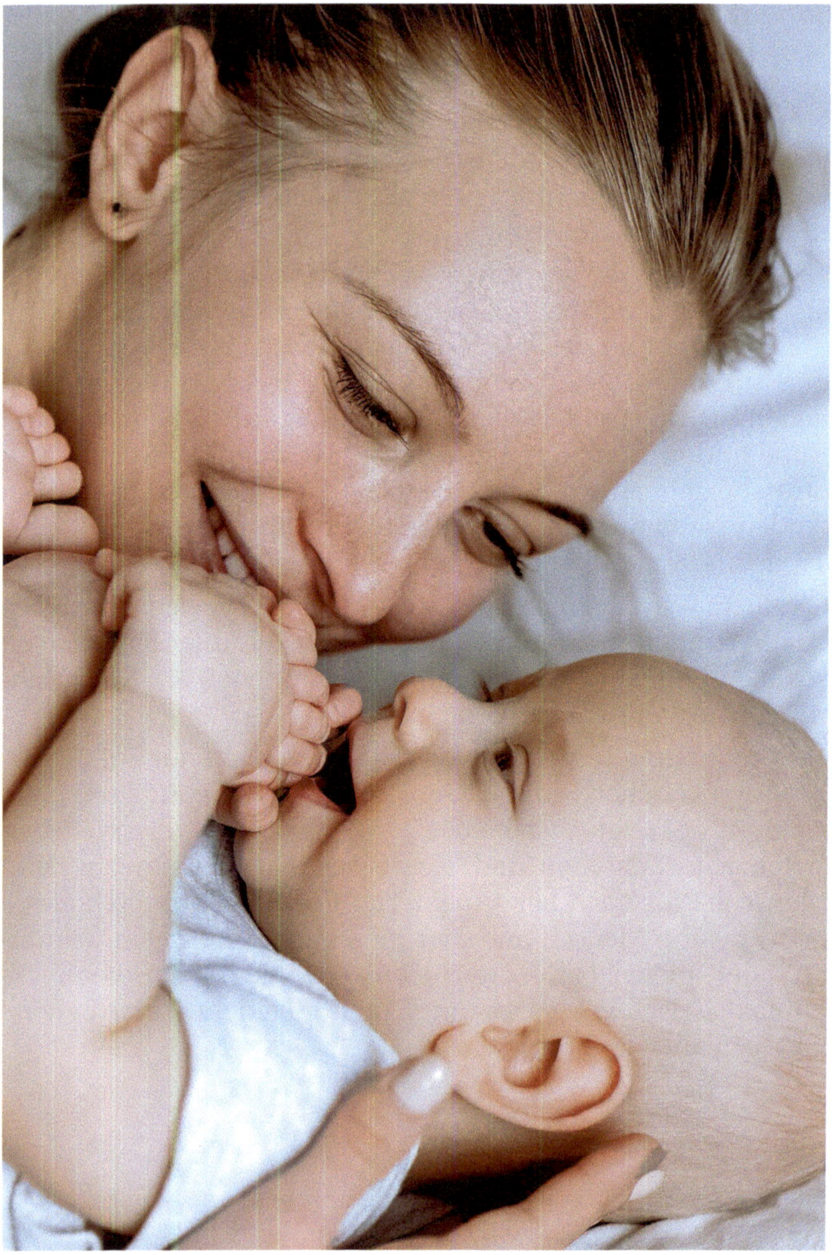

Bild 5 - Intensiver Blickkontakt zwischen Mutter und Kind.

Und nicht nur das: Oxytocin wirkt sogar in Form einer positiven Rückkoppelung. Kuschelt der Mensch mit seinem Tier, wird Oxytocin ausgeschüttet. Das im Körper flutende Oxytocin löst ein Wohlgefühl und Vertrauen im Menschen aus, was wiederum die Bereitschaft zum Kuscheln erhöht. Je vertrauensvoller und enger hierbei eine Mensch-Tier-Beziehung ist, desto mehr Oxytocin wird ausgeschüttet. Die vermehrte Ausschüttung von Oxytocin bei der Interaktion mit dem Tier ist auch ein Grund, weshalb Menschen in Gegenwart ihrer Tiere Stress und Angst abbauen können, während sie zu mehr Ruhe und Vertrauen sowie zu einer verbesserten seelischen Stimmung kommen können. Dies gilt gleichermaßen auch für das Haustier – auch beim Tier können bei entsprechend engem Kontakt mit seinem Menschen erhöhte Oxytocin-Werte gemessen werden.

Bindungstheorie

Das Eingehen von auch engen und intensiven Bindungen zu anderen Menschen stellt ein natürliches, angeborenes Bedürfnis des Menschen dar und ist überhaupt erst die Grundlage und Voraussetzung aller sozialen und emotionalen Aktionen eines Individuums.

Das Vermögen, eine Bindung zu anderen Menschen (und auch Tieren) herzustellen, ist weiter eines von vielen Grundkriterien für eine intakte, psychisch gesunde Persönlichkeit. So versuchen bereits Kinder, in den ersten Lebensjahren meist eine Bindung zur Mutter aufzubauen, ihre Nähe zu suchen und aufrechtzuerhalten. Besonders in Situationen, die negative Gefühle hervorrufen oder in vermeintlichen Gefahrensituationen, häuft sich dieses Verhalten.

Als einer der Ersten beschäftigte sich der britische Kinderarzt, Kinderpsychiater und Psychoanalytiker **John Bowlby (1908-1990)** mit dem komplexen Thema ***„Bindungstheorie"***.

Gegenstand von Bowlys Forschungen war v. a. die frühe Mutter-Kind-Beziehung, wobei Bowly feststellte, dass das Fürsorgeverhalten der Mutter – bzw. der vornehmlichen Bezugsperson - einen entscheidenden Einfluss auf die psychische Gesundheit des Kindes hat. So kann ein fehlendes oder unzureichendes Fürsorgeverhalten der Mutter – bzw. der primären Bezugsperson - zu gravierenden negativen Folgen in der Entwicklung des Kindes führen.

Die Fähigkeit eines Menschen, im späteren Leben stabile Bindungen einzugehen, ist – wie oben stehend bereits beschrieben - Kennzeichen einer psychisch gesunden und stabilen Persönlichkeit.

Hierbei setzt eine feste Bindung zu einer anderen Person entsprechendes Vertrauen voraus, während lockere Beziehungen oft schnell zustande kommen und meist keinen sonderlichen emotionalen Wert haben.

Die Bindungsforschung beschränkte sich später nicht nur auf zwischenmenschliche Beziehungen, sondern erkannte, dass tiefe emotionale und stabile Bindungen nicht nur zwischen Menschen entstehen können, sondern auch zwischen Mensch und Tier.

Hierbei wurde überraschenderweise festgestellt, dass Kinder, die keine sichere, sondern eine desorganisierte Bindung zur frühkindlichen Bezugsperson erfahren hatten, diese Erfahrung jedoch (meist) nicht auf Tiere übertragen. Obwohl diese Kinder von ihrer Bezugsperson also emotionale Verletzungen und Enttäuschungen erlitten hatten, und kein Urvertrauen entwickeln konnten, sind diese Kinder nichtsdestotrotz positiv gegenüber Tieren eingestellt und erwarten nicht, von diesen in ähnlicher Weise enttäuscht und emotional verletzt zu werden. Während also ein emotional vernachlässigtes oder gar misshandeltes Kind erwartet, von anderen Menschen wieder auf die gleiche Weise behandelt zu werden, wird diese negative Grundhaltung nicht auf Tiere übertragen.

So kann auf diese Weise im Kontakt zum Tier der Teufelskreis der negativen Erwartungen durchbrochen werden, Urvertrauen kann wieder oder auch erstmals aufgebaut werden.

So können gerade Kinder, die gelernt haben, kein Vertrauen mehr in zwischenmenschliche Beziehungen zu setzen, offen und unvoreingenommen auf Tiere zugehen. Der Grund hierfür ist, dass Tiere keinen Anlass zu den gleichen negativen Effekten geben, die Kinder mit Menschen und deren Verhaltensweisen gemacht haben. Insofern werden die entsprechenden Schemata nicht auf das Tier übertragen, die Übertragung der erlernten Bindungsmuster findet gegenüber Tieren nicht statt.

Die Resultate der in diesem Zusammenhang erfolgten Studien waren – verständlicherweise – für viele Forscher verstörend und erschütternd. Zu sehen, dass ein Kind, das sich bereits in frühem Alter von vornehmlichen Bezugspersonen abwendet und dort keine Vertrauensbasis mehr geschaffen werden kann – der gleiche Prozess findet später bspw. später gegenüber Lehrer/-innen statt – unvoreingenommen auf Tiere zugehen kann, zeigt den überaus großen Nutzen der Tier-Mensch-Begegnung gerade bei traumatisierten, unsicheren und vernachlässigten Kindern.

Da Tiere stets eine ehrliche Kommunikation anstreben und im Gegensatz zu Menschen keinerlei Bewusstsein für Lügen haben, ist die Interaktion mit einem Tier immer von Ehrlichkeit geprägt – was ein ausschlaggebendes Motiv für Menschen ist, die Nähe und Freundschaft von Tieren zu suchen. Ein Tier besitzt weiter im Gegensatz zum Menschen keine Vorurteile und Ressentiments, es bewertet den Menschen nicht nach entsprechenden Charakteristika, die in zwischenmenschlichen Beziehungen eine Rolle spielen.

So gelingt es Kindern und erwachsenen Menschen, die Schwierigkeiten im Umgang mit anderen Menschen haben, häufig, Urvertrauen aufzubauen, das Tier bietet einen sicheren Hafen und tritt als zuverlässige und konstante Komponente im Leben von unsicheren Personen auf.

Auch körperliche Annäherungen werden in der Regel vom Tier vorurteilsfrei akzeptiert, was gerade für Menschen bereichernd ist, die in der Vergangenheit auch in dieser Hinsicht Ablehnung oder Verweigerung erfahren haben. Tiere bieten durch ihre unverfälschte und ehrliche Art einen idealen Zugang für Personen, die in der zwischenmenschlichen Kommunikation Schwierigkeiten haben oder deren Kommunikation bzw. deren gesellschaftliches Auftreten in menschlichen Beziehungen als unangemessen angesehen wird. Obwohl oder gerade weil die Kommunikation nonverbal erfolgt, gelingt diese niederschwellig und ohne hinderliche Barrieren. Insbesondere das Ausleben und Vermitteln von Emotionen gelingt beim Tier häufig unkomplizierter, weil das sich Mit-Teilen auf einer anderen Ebene und in anderer Qualität erfolgt.

Gerade die Komponente des Körperkontakts zum Tier kann gar nicht hoch genug eingeschätzt werden. – Tiere können ohne entsprechende Hemmschwelle liebkost und gestreichelt werden und erhöhen so das Wohlbefinden und die Lebensqualität des Menschen. Andererseits aktiviert das Tier idealerweise auch das Pflegeverhalten beim Menschen, d. h. der Mensch spürt das Bedürfnis, dem Tier umgekehrt auch Schutz zu bieten, es zu versorgen, es zu pflegen und sich angemessen zu kümmern, bspw. es zu füttern und zu bürsten.

Die Kommunikation des Tiers ist immer an die aktuelle Situation angepasst, sein Verhalten ist leichter einzuschätzen als das des Menschen, und es ist nicht manipulativ oder fordernd – das sind Eigenschaften, die von sehr vielen Menschen geschätzt werden. Insbesondere freundlichen und zugewandten Tieren gelingt es, dass Kinder und ältere Personen eine sichere Beziehung zu ihnen aufbauen können. Die Gegenwart von Tieren verschafft gerade diesen unsicheren und oft sozial isolierten Personen die Möglichkeit, Stress abzubauen und in belastenden Situationen ruhiger und entspannter zu reagieren.

Menschen fühlen sich in schwierigen Lebenssituationen oder bei Vorliegen von gesellschaftlichen Defiziten sozial unterstützt und wertgeschätzt, sodass durchaus Parallelen zu zwischenmenschlichen Bindungen bestehen, ja sogar die Bindung zum Tier als ehrlicher und konstanter erlebt wird. Emotionale und soziale Fähigkeiten werden gefördert, was wiederum auch als Basis zur Bildung von zwischenmenschlichen Beziehungen dienen kann.

Tiere stellen keine Forderungen, sie kritisieren nicht, sie sind bereit, zu verzeihen. Gerade Hunde passen sich an ihren menschlichen Partner an, während ein Mensch von einem anderen Menschen ebenfalls Anpassung erwartet, was jedoch freilich meist misslingt. Insofern wird ein Haustier im Kontrast zum Menschen oft als der ***„pflegeleichtere Partner“*** angesehen.

Ein weiterer Aspekt, warum Menschen Beziehungen zu Tieren eingehen, ist die Annahme, dass Tiere oftmals den Zugang zu ***„verborgenen Schichten“*** der eigenen Persönlichkeit öffnen. Im Alltag und in zwischenmenschlichen Interaktionen erfolgen Interaktionen meist nur auf der oberflächlichen Ebene der ***„bewussten Schichten“***. Dort sind das Bewusstsein, der Verstand, Erinnerungen und das eigene ***„Ich“*** beheimatet. Tiere hingegen sprechen den Menschen auch auf der Ebene des Unbewussten an und öffnen damit den Zugang zu ***„Schichten“***, in welchen sich zum Beispiel Emotionen, Triebe und Stimmungen finden.

Indem der Mensch Zugang zu bisher verborgenen Schichten findet, können eingefahrene Sichtweisen geändert und erweitert werden, der Horizont des Menschen und seine Perspektiven erweitern sich. Auf diese Weise ist es möglich, dass der Mensch eine neue, positive Richtung in seinem Leben einschlagen kann, sowie sein Leben besser bewältigen kann.

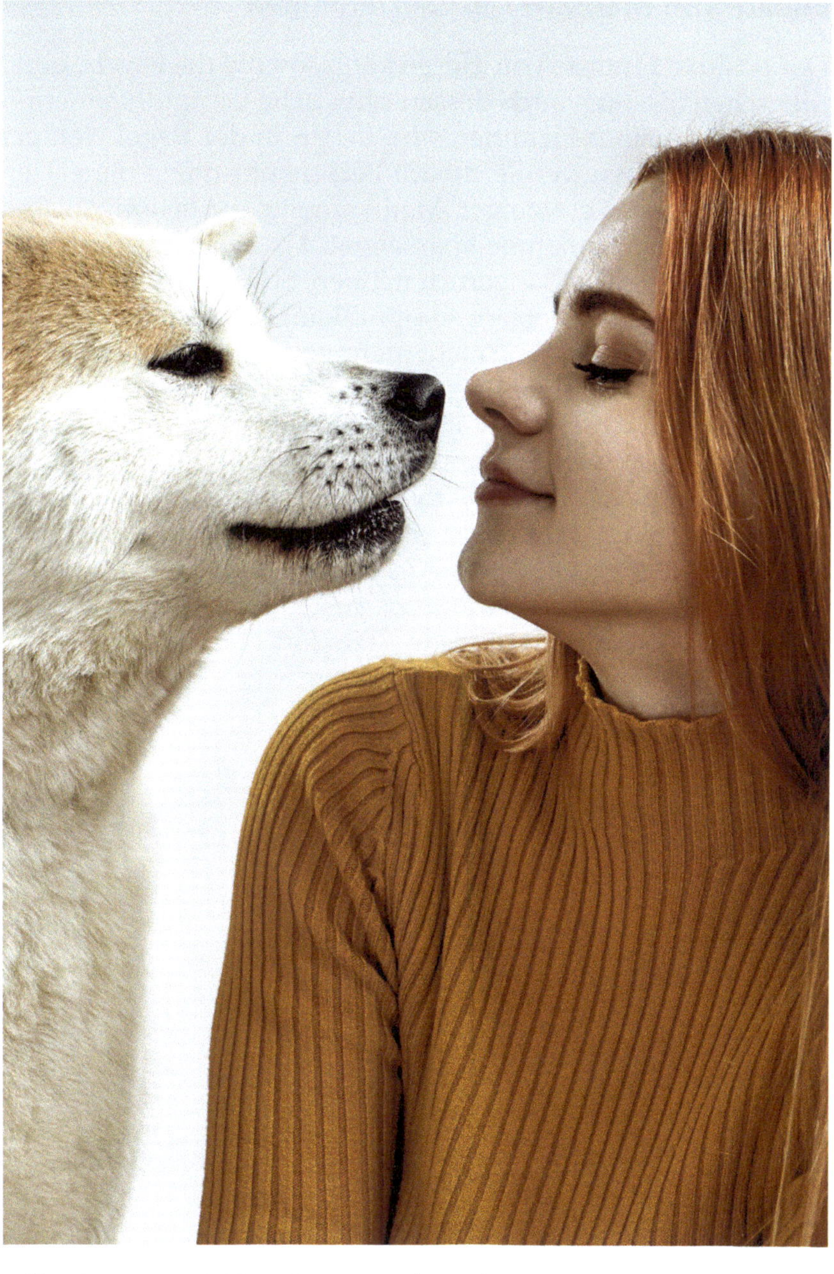

Bild 6 - Intensiver Blickkontakt - Frau und Hund.

Effekte von Mensch–Tier–Beziehungen

Der positive Einfluss von Tieren kann sowohl die Psyche eines Menschen als auch auch dessen physische Gesundheit betreffen. Besitzer eines Heimtieres besuchen in der Regel weniger oft ihren Arzt wie vergleichbare Personengruppen ohne Tier. Auch scheinen sie weniger Medikamente zu benötigen und sind bei deren Einnahme sparsamer. Als Beispiel wären hier chronische Schlafstörungen zu nennen. So können sich Schlafstörungen bei Tierbesitzern so signifikant verbessern, dass eine Medikamenteneinnahme nicht mehr von Nöten ist. Auch beim Vorliegen von Herzkrankheiten werden weniger Arzneimittel konsumiert. Daraus ergibt sich eine nachhaltige Verbesserung der Gesundheit von Heimtierbesitzern, die mitunter auch in weniger Fehltagen an der Arbeitsstelle resultiert. Beteiligt an diesem positiven Prozess ist auch die vermehrte Bewegung, die für gewöhnlich mit dem Anschaffen eines Tieres eingeleitet wird. So motivieren Hunde zu ausladenden, regelmäßigen Spaziergängen und Pferde zum Reitsport.

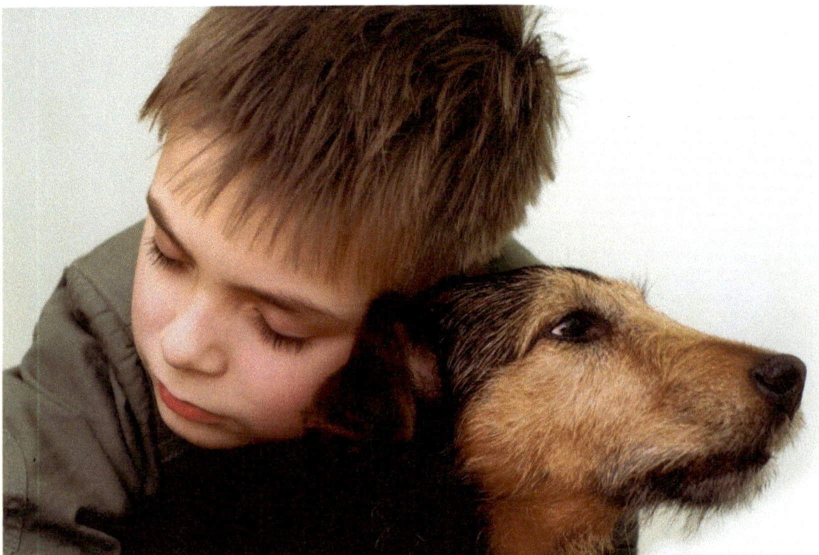

Bild 7 - Kind und Hund - eine enge Beziehung.

Die heilende Kraft der Tiere

Die heilsamen Wirkungen, die Tiere auf Menschen ausüben können, sind sehr vielfältig und breit gefächert. Ohne die genauen wissenschaftlichen Hintergründe zu kennen, erfährt jeder Tierbesitzer im Zusammenleben mit seinem Tier tagtäglich, wie dieses zu mehr Wohlbefinden und Lebensqualität beiträgt. Manch ein Tierbesitzer mag sich noch nicht einmal der Heilkraft seines Tieres bewusst sein, er erlebt jedoch ungeachtet dessen die heilenden und positiven Wirkungen täglich aufs Neue – und dies ist (sicher meist unbewusst) auch einer der Gründe, warum immer mehr Menschen ein Haustier halten.

Die positiven Erlebnisse und Erfahrungen, die Menschen mit ihren Haustieren machen, wurden nichtsdestotrotz inzwischen durch viele Studien bestätigt und die Hintergründe und Ursachen für die heilsamen Kräfte der Tiere sind mittlerweile auch wissenschaftlich verifizierbar.

Hierbei gibt es verschiedene Erklärungsmodelle für die positiven Wirkungen der Tiere auf den Menschen. Währenddessen gibt es nicht diesen oder jenen speziellen Grund oder nur den einen Erklärungsansatz, warum uns Tiere guttun. Man unterscheidet bei den heilsamen Einflüssen der Tiere auch zwischen allgemeinen positiven Wirkungen der Tiere wie Steigerung des Wohlbefindens, Reduktion von Gefühlen von Stress sowie andererseits zwischen der Heilkraft von Tieren beim Vorliegen von konkreten psychischen oder physischen Krankheiten oder Beschwerden.

Die allgemeinen positiven Wirkungen der Tiere erreichen alle Menschen, unabhängig von dessen Alter oder Gesundheitszustand. Spezielle Heilkräfte und damit erhöhte Reaktionen lassen sich jedoch bei jenen Menschen feststellen, die in ihrer aktuellen Lebenssituation an akuten oder chronischen psychischen oder physischen Störungen leiden oder die in ihrem Sozialverhalten oder ihren kognitiven Fähigkeiten eingeschränkt sind.

Allgemein wurde festgestellt, dass Menschen mit Haustieren einen besseren Gesundheitsstatus aufweisen als Menschen ohne Haustier. Daraus resultiert, dass Heimtierbesitzer seltener einen Arzt aufsuchen als vergleichbare Personengruppen ohne Haustier. Weiter zeichnen sich Tierbesitzer durch weniger Fehltage am Arbeitsplatz aus als ihre Kollegen, die kein Haustier besitzen. Auch der Bedarf an Medikamenten ist bei Tierbesitzern nicht so hoch wie bei Vergleichsgruppen ohne Tier – dies betrifft sowohl die Anzahl der Medikamente als auch die Dosis des jeweiligen Medikaments.

Studien hierzu liegen insbesondere bei chronischen Schlafstörungen und bei Herz-Kreislauf-Erkrankungen vor.

Die Heilkraft von Tieren beschränkt sich jedoch nicht auf das bloße Freisein von Kranksein und Leiden, sondern idealerweise als ***gesund sein*** im Sinne von einem Zustand von seelischem, geistigem und spirituellen Wohlbefinden. Denn Gesundheit ist weit mehr als das Fehlen von Krankheit, sondern auch das Vorhandensein von Lebensfreude und Ausgeglichenheit. Gesundheit bedeutet Einklang und eins sein mit sich und der Welt - ein Leben in Balance und im Gleichgewicht, der Zeiger der Waagschale schlägt weder nach oben noch nach unten aus. Weder eine Unter- noch eine Überversorgung mit Nahrung liegt vor, weder ein zu viel noch ein zu wenig an Bewegung. Weder Stress und Hast, noch Langeweile und Monotonie. Weder Überforderung und Zuviel an Arbeit, jedoch ausreichend und sinnvolle Aufgaben. Weder innere Anspannung und Aggression, noch Gleichgültigkeit und Depression.

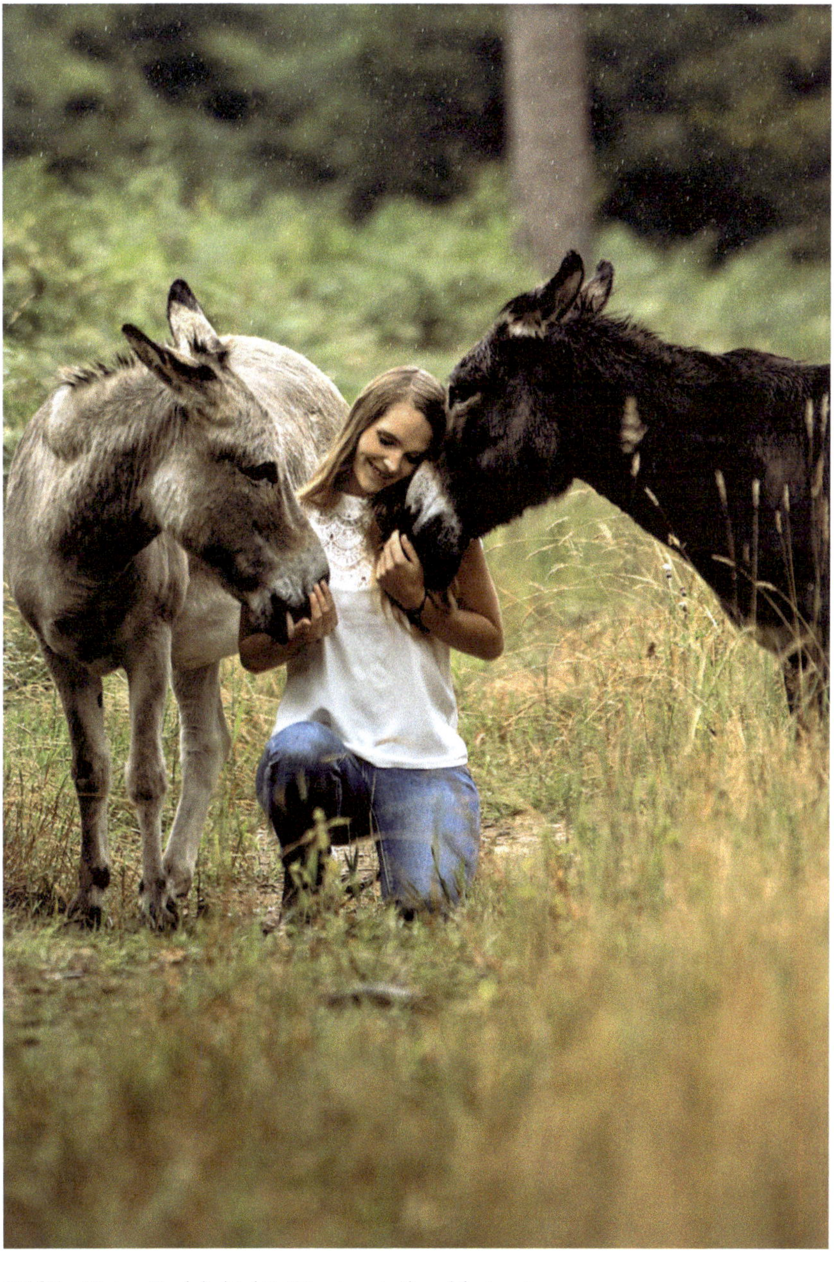

Bild 8 - Meine Esel Achiel & Harrie mit ihrer Trainerin.

Ein Zustand der Freude und der Unbekümmertheit, der Schwerelosigkeit und des Freiseins von Ängsten und Kümmernissen - dies ist keine Utopie, sondern unser eigentlicher Idealzustand, in dem wir uns ständig befinden sollten. Heilung ist immer ganzheitlich und auf den gesamten Menschen gerichtet, Intention ist eine harmonische Einheit von Körper, Geist und Seele. Nicht nur unser Körper, sondern auch unsere Seele und unser Geist schreien nach Heilung. Unser Geist will gefordert und gefördert werden und nicht durch tägliches Schauen in die Mattscheibe und stundenlanges Surfen im Internet gelangweilt, abgestumpft und in einen Zustand der Passivität versetzt werden.

Unsere Seele verlangt indes nach Frieden mit uns und unseren Mitmenschen. Konkurrenzkampf und Neid sind Gift für unser seelisches Wohlbefinden. Mögen wir den Durst von Körper, Geist und Seele stillen und diesen die geeignete Nahrung und die passenden Heilmittel reichen. Eine Leichtigkeit ist der erstrebenswerte Zustand, der nicht nur erahnt wird, sondern unser ständiger Begleiter sein sollte.

Die Richtung, welche uns die Natur vorgibt, ist der ideale Kurs, hin zu einer naturgemäßen Lebensweise.

Die Heilkraft von Tieren

Voraussetzung für eine gelingende Heilkraft von Tieren ist eine positive Einstellung des Menschen zum Tier sowie eine gewisse Beziehung zum Tier. Hierbei kann es sich um ganz verschieden geartete Beziehungen handeln, oft reicht schon die reine Anwesenheit eines Tieres, - ohne direkte Interaktion mit dem Menschen – um positive oder heilende Wirkungen auf den Menschen zu haben. Viele Menschen kommen etwa beim bloßen Anblick eines Tieres zur Ruhe, bspw. wenn sie ein schlafendes Tier beobachten.

Bei der Begegnung von Mensch und Tier kommt es zu einzelnen Phasen des Aufeinandertreffens, die von der ersten Wahrnehmung, der Kontaktaufnahme, dem individuellen Austausch bis zum Abschied reichen. Bejaht der Mensch die entsprechende Tierart und ist diese mit positiven Assoziationen für ihn verbunden, erzeugt das Tier beim Menschen positive Emotionen sowie ein wohltuendes Gefühl, welches sich positiv auf Körper, Geist und Seele auswirkt. Der Mensch will diese positiven Gefühle erneut durchlaufen und stabilisieren, also strebt er wiederholte Begegnungen mit dem Tier an.

Schon eine einzige Begegnung mit einem Tier kann viel Gutes bewirken, die volle Heilkraft des Tieres entfaltet sich aber vorzugsweise im Rahmen einer stabilen Beziehung mit dem Tier.

Wie der Blutdruck beim Menschen bspw. nicht mit der Einnahme einer einzelnen Tablette dauerhaft sinkt – so bewirkt auch nur der kontinuierliche Kontakt mit dem Tier eine nachhaltige Blutdrucksenkung und eine Stabilisierung des Herz-Kreislauf-Systems.

Die Aufmerksamkeit und das zugewandte Wesen des Tieres bewirken, dass auch der Mensch sich dem Tier öffnet, Sorgen und Probleme treten zumindest zeitweise in den Hintergrund. Das Tier ermöglicht es dem Menschen, loszulassen, zu entspannen und wie das Tier den Augenblick zu genießen. Dem Menschen gelingt es, abzuschalten, Ärger und Wut verblassen, Stress lässt nach. Die Beschäftigung mit dem Tier und das Streicheln des Tieres bewirken eine Ausschüttung von Glückshormonen, sodass aufkeimenden Depressionen, Anspannungen und Gefühlen der Angst wirksam Einhalt geboten werden kann. Parallel hierzu wird das Selbstwertgefühl und das Selbstbewusstsein gestärkt, bedingt durch ein Gefühl des wertfreien Angenommenseins durch das Tier bzw. durch die Pflege und Fürsorge für das Tier.

Das allgemeine Wohlbefinden und die Lebensqualität steigen, Gefühle von Stress werden reduziert. Es fällt dem Menschen leichter, abzuschalten, infolgedessen verbessert sich auch die allgemeine Schlafqualität.

Das Immunsystem wird gestärkt, zum einen aufgrund der positiven Effekte auf die Psyche, zum anderen auch durch vermehrte Bewegung bspw. bei Spaziergängen mit Hunden oder Eseln. Die Bewegung mit dem Haustier fördert Ausdauer und Kondition, etwaiges Übergewicht kann abgebaut werden. Gelenke und Muskeln profitieren ebenfalls von ausgiebigen Spaziergängen. Auch das Herz-Kreislauf-System sowie alle Organe wie Lunge, Leber und Nieren werden bei Bewegung aktiviert, durchblutet und entgiftet, was zu einer verbesserten Leistungsfähigkeit der Organe führt. Bei ausgedehnten Wanderungen mit dem geliebten Tier gewinnt der Mensch an Vitalität und Lebensfreude. Der Mensch wird durch das Verweilen in der Natur ausgeglichener, entspannter und gelassener. Bestenfalls spürt er die wohltuende und heilsame Verbundenheit mit der Natur, auf diese Weise können bspw. Bäume, Sträucher, und das freie Atmen an der frischen Luft weitere, tiefgehende Heilungsprozesse in Gang setzen.

Gerade auch Menschen, die an Bluthochdruck und/ oder Herzinsuffizienz leiden, können sich die heilsame Kraft von Tieren zunutze machen. So sinkt – wie bereits erwähnt – ein erhöhter Blutdruck, das Herz wird gestärkt und der Cholesterinspiegel – der bspw. auch mitverantwortlich für einen Herzinfarkt ist – sinkt.

Haustiere reduzieren das Gefühl von Einsamkeit, auch können insbesondere Hundebesitzer auf ihren Spaziergängen mühelos Kontakte zu anderen Hundebesitzern knüpfen, bedingt bspw. durch das übermütige Spiel der Hunde, die auf diese Weise auch schnell das ***„Eis"*** zwischen den Hundebesitzern brechen und eine Kontaktaufnahme erleichtern.

Insbesondere bei alten Menschen lockern Haustiere oft einen eintönigen Alltag auf, notwendige Spaziergänge mit dem Hund wirken einer Vereinsamung entgegen. Der Tagesablauf wird strukturiert, andere Hundebesitzer werden getroffen, es werden ungezwungene Gespräche bspw. über die Tiere geführt. Tiere geben alten Menschen das Gefühl, gebraucht zu werden, indem sie ihr Tier versorgen und pflegen. Gefühle der Leere und des Überflüssigseins lösen sich häufig in Luft auf. Auch das Streicheln des Tieres löst Geborgenheit und positive Emotionen aus – gerade, da älteren Leuten oft der Körperkontakt und die Berührungen anderer Menschen fehlen.

Insgesamt hat man festgestellt, dass Haustierbesitzer viel seltener erkranken als Menschen ohne Haustiere – und dies unabhängig von anderen Lebensumständen wie Familienstand, Einkommen usw.

Die Beschäftigung mit dem Tier und das Kümmern um dessen Wohlergehen, weiter das Aneignen von Fachkenntnissen rund um das Tier, fördern und fordern den Geist. Gezieltes Training mit dem Tier fördert auch beim Menschen Konzentration und geistliche Beweglichkeit.

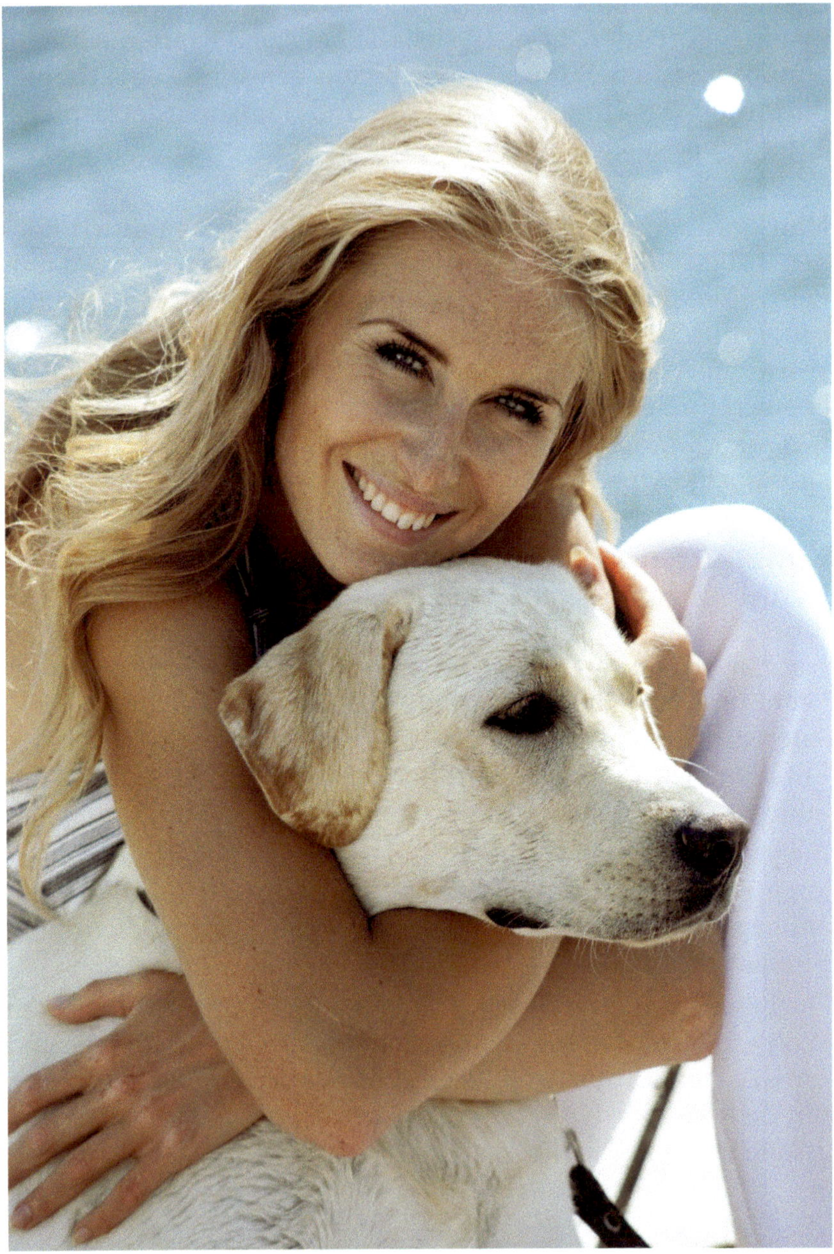

Bild 9 - Heilkraft von Tieren - Frau und Hund.

Wirkungen des Tieres auf den Menschen

Die positiven Wirkungen, die Tiere auf Menschen ausüben, sind sehr vielfältig und breit gefächert. Tierbesitzer kennen diese bemerkenswerten Effekte, ohne dass sie dafür wissenschaftlichen Studien oder Beweise benötigten. Sie erfahren – ohne sich dessen immer bewusst zu sein – täglich, wie Tiere ihrem Leben mehr Wohlbefinden und Freude verleihen. Allein der Anblick eines schlafenden Hundes oder eines Heu kauenden Esels kann Stress beim Menschen reduzieren, zur Entspannung führen und Momente des Glücks und des Wohlbefindens auslösen. Jeder Hundebesitzer weiß, dass das gegenseitige In-die-Augen-schauen von Tier und Mensch Vertrauen und Nähe schafft und auch wiederum den Stresspegel senkt. Das Füttern und die Fürsorge für ein Tier befriedigen nicht nur die Bedürfnisse des Tieres, sondern lösen auch beim Menschen Zufriedenheit aus.

Ein agiler Junghund reißt seinen Menschen aus Lethargie und Langeweile und animiert ihn zu Bewegung. Hundebesitzer treffen auf ihren täglichen Wanderungen andere Hundehalter, nicht nur die Tiere kommunizieren miteinander, sondern auch deren Besitzer. So ist der Alltag eines Tierbesitzers geprägt von freudvollen und entspannenden Momenten mit seinem Tier, weshalb immer mehr Menschen die Gesellschaft eines Tieres zu schätzen wissen.

Die Erfahrungen und Erlebnisse, von denen Tierbesitzer berichten, sind zwischenzeitlich nichtsdestotrotz auch wissenschaftlich bestätigt.

Im Folgenden wird ein Überblick vermittelt, welche heilsamen Wirkungen Tiere besitzen – sowohl Körper, Geist und Seele des Menschen profitieren vom Miteinander mit dem geliebten Tier. Hierbei kann bei ganzheitlicher Betrachtung des Menschen freilich keine klare Linie zwischen den Wirkungen auf Körper, Seele und Geist gezogen werden. So bedeutet eine Reduktion des Stresspegels durch ein Tier nicht nur Entspannung und Erleichterung für die Seele, auch der Blutdruck sinkt und mögliche Schlafstörungen können kuriert werden. Ein Hund als Haustier kann bei einem unsicheren Kind nicht nur Angstgefühle reduzieren, der Hund kann gleichzeitig zu einem besseren Sozialverhalten und zu einem gesteigerten Selbstwertgefühl führen. Für einen alten Menschen bietet ein Hund nicht nur die Gelegenheit für ausgedehnte Spaziergänge, der tierische Freund verhindert auch Gefühle der Einsamkeit und hilft dabei, auf Spaziergängen Kontakte zu anderen Hundehaltern zu knüpfen. Bei einem dementen Menschen verbessert ein Tier die kognitiven Fähigkeiten, gleichzeitig schenken die Berührungen und das Streicheln des Tieres Momente des Glücks und der Zufriedenheit.

Ein Firmenchef kann im Beisammensein mit einem Esel nicht nur seinen Stresspegel senken – das Grautier fordert den Menschen auch zur Selbstreflexion auf, indem es Klarheit und Präsenz fordert. Jugendliche Stubenhocker werden indes bspw. durch einen Hund zu Bewegung animiert, gleichzeitig wird die Empathie für Tiere bei diesen jungen Menschen geweckt. Auch erwachsene Couch-Potatoes werden durch entsprechende Tiere vom Sofa weggelockt, ein Tier fördert hier auch das Einhalten eines festen Tagesrhythmus. Die Übernahme von Verantwortung für das Tier veranlasst den Menschen ferner (üblicherweise) dazu, Pflichtbewusstsein zu entwickeln und Oberflächlichkeiten zu überwinden.

Wirkungen auf die Psyche

Die positiven Wirkungen, die ein Tier auf unsere Seele ausüben kann, kann jeder Tierbesitzer aus eigener Erfahrung beschreiben. Das Streicheln seines Tieres, ja sogar nur der Anblick des Tieres, senkt den Stresspegel. Jede Form von Anspannung fällt ab, sobald Kontakt mit dem Tier aufgenommen wird. Nervosität und innere Unruhe lösen sich gleichsam in Nichts auf, stattdessen können Ruhe und Entspannung wieder ins Leben treten. Ursache hierfür ist der Abfall der Stresshormone Cortisol und Adrenalin, während die Glückshormone Sertralin und Dopamin vermehrt im Körper zirkulieren. Griesgrämigen und verärgerten Menschen zaubert das Betrachten eines Tieres in der Regel ein Lächeln aufs Gesicht.

Die günstigen Effekte von Tieren auf das Seelenleben sind vielfältig und beeindruckend. So sind Tiere in der Lage, psychische Leiden wie Angsterkrankungen und Depressionen zu lindern. Die Ursachen hierfür sind vielfältig. So schenken Tiere Trost und Empathie, Menschen fühlen sich in ihrer Gegenwart angenommen und akzeptiert, so, wie sie sind. Durch die Zuwendung und Geborgenheit, welche Tiere in der Lage sind, zu gewähren, werden Mutlosigkeit, Furcht und Panik gemindert. Das Streicheln eines Tieres schenkt Nähe und Wohlbehagen, der gestresste und angstgeplagte Mensch kann wieder zur Ruhe kommen. Auch Aggressionen und Wut können sich im Zusammensein mit dem Tier geradezu in Nichts auflösen, gute Laune und positive Gefühle können wieder die Oberhand gewinnen.

Die positiven Wirkungen auf die Gemütslage ziehen sich von der frühen Kindheit bis ins Greisenalter. Unsichere, ängstliche und verhaltensauffällige Kinder fühlen sich bedingungslos angenommen und geliebt, wodurch diese Kinder neuen Mut und Selbstvertrauen gewinnen (sogenannter ***„Aschenputteleffekt“***).

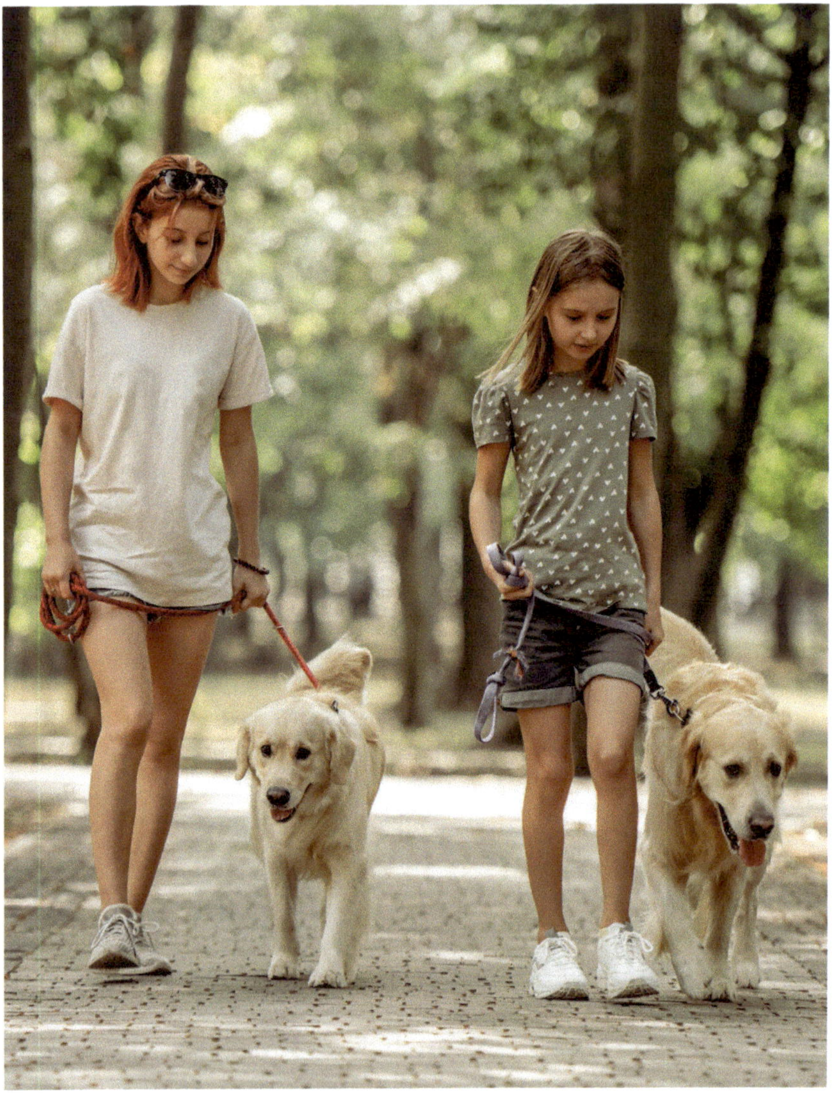

Bild 10 - Mädchen mit ihren Hunden beim Spaziergang.

Auch Kinder, die an tiefgreifenden gesundheitlichen Einschränkungen wie am Down-Syndrom (Trisomie 21) oder Autismus leiden, profitieren in vielfältiger Weise im Kontakt mit Tieren.

Erwachsene Menschen, die im Teufelskreis von Angst, Depressionen und Einsamkeit gefangen sind, gewinnen wieder Sicherheit sowie eine hoffnungsvolle Lebensperspektive, die es ermöglicht, wieder Kontakt mit anderen Menschen aufzunehmen. Tiere helfen weiter misstrauischen und argwöhnischen Menschen, sich emotional zu öffnen und wieder Vertrauen zu Mitmenschen zu fassen. Auch erwachsenen Menschen mit Verhaltensauffälligkeiten oder Schwierigkeiten im sozialen Umgang mit anderen Menschen, begegnet das Tier gewöhnlich werte- und vorurteilsfrei, sodass auch diese Menschen neues Selbstbewusstsein entwickeln können. Tiere sind darüber hinaus in der Lage, gerade isolierten und/ oder depressiven Menschen wieder einen neuen Lebenssinn zu geben. So muss bspw. der Tagesablauf durch den Umgang mit dem Tier wieder strukturiert gestaltet werden, auch findet eine willkommene Abwechslung vom oft leeren und eintönigen Alltag statt. Das Gefühl, vom Tier gebraucht und gefordert zu werden, schafft neues Selbstbewusstsein sowie Vertrauen in die eigenen Fähigkeiten.

Allgemein fördert der Umgang mit einem Tier ein positives Selbstbild, sodass eine soziale Integration leichter gelingen kann.

Menschen, die Haustiere halten, können Krisen- und Belastungssituationen sowie Rückschläge besser bewältigen, Resilienz und Unerschütterlichkeit in wie auch immer gearteten, widrigen Situationen treten zutage.

Auch für alte und insbesondere demente Menschen ist der Umgang mit Tieren ein großer Gewinn. So wirken Tiere in diesem Konnex motivierend, sinnstiftend, integrierend und Halt gebend. Erinnerungen werden belebt und aufgefrischt, das Leben kann wieder besser bewältigt werden. Gerade demente Menschen erfahren bspw. durch das Anschmiegen an ein Tier Nähe und Intimität, Gefühle, welche im Alter oft wenig ausgelebt werden können, da Körperlichkeit im Alter häufig mit Tabus belastet ist. Hier wird insbesondere die Heilkraft der Berührung und der körperlichen Nähe, die oft in diesem Lebensabschnitt zu kurz kommt, sichtbar. Tiere nähern sich dementen Menschen ohne Vorbehalte und ohne Rücksicht auf gesellschaftliche Konventionen, sodass alte Menschen sich geborgen und verstanden statt verurteilt und abgewertet wissen. Die Feinfühligkeit und Empathie der Tiere erzeugen Sicherheit und Vertrauen, sodass Trauer, Leid und Einsamkeit, die oft im letzten Lebensabschnitt überproportional vertreten sind, besser bewältigt werden können.

Unabhängig von der psychischen Situation eines Menschen fördern Tiere das emotionale Wohlbefinden. Zufriedenheit, Lebensfreude, Aufmerksamkeit und Begeisterung werden gefördert, während Stress, Aggressionen und Angst in ihre Schranken verwiesen werden. Tiere sind also fürwahr in der Lage, unsere Seele zu heilen oder zu stabilisieren. Tiere spenden Beruhigung, Gelassenheit, Entspannung, Trost, sie ermutigen, entlasten die geplagte Seele und reduzieren Stress. Selbstverständlich treten die genannten Effekte nicht alle bei jeder Person auf, auch eine unterschiedliche Intensität der Effekte ist feststellbar.

Die Effekte sind auch nicht so deutlich bei Personen feststellbar, die sich erst kürzlich ein Tier angeschafft hatten.

Wirkungen auf den Körper

Dass Haustierbesitzer im Vergleich zu Menschen ohne Haustiere gesünder sind, weniger zum Arzt gehen sowie weniger Fehlzeiten am Arbeitsplatz haben und infolgedessen weniger Krankheitskosten verursachen, wurde bereits gesagt. Auch benötigen Haustierbesitzer weniger Medikamente und setzen zusätzlich die benötigten Arzneimittel sparsamer ein.

Was den physischen Benefit durch Haustiere betrifft, so beeindrucken hier v. a. die Wirkungen auf das Herz-Kreislauf-System. So können Haustiere nachweislich den Blutdruck senken, auch die Herzfrequenz sinkt, infolgedessen wird das Risiko, einen Herzinfarkt oder Schlaganfall zu erleiden, deutlich reduziert. Auch nach einem bereits erlittenen Herzinfarkt oder Schlaganfall haben Haustierbesitzer eine deutlich bessere Überlebenschance. Die positiven Wirkungen von Haustieren auf das kardiovaskuläre System des Menschen sind zum einen dadurch bedingt, dass durch den Kontakt mit dem Tier – sei es Streicheln, Betrachten des Tiers sowie andere Arten nonverbaler Kommunikation – der Stresspegel fällt, infolgedessen weniger Stresshormone ausgeschüttet werden. Stattdessen sorgen Haustiere für Entspannung und Glücksgefühle, was mit einem Anstieg der körpereigenen Glückshormone einhergeht. Zum anderen animieren Haustiere wie Hund oder Esel ihren Menschen zu mehr Bewegung, wodurch wiederum Risikofaktoren für kardiovaskuläre Erkrankungen wie bspw. Bluthochdruck gesenkt werden.

Die durch das Haustier angeregte Bewegung hat freilich noch mehr günstige Effekte: So kann Übergewicht abgebaut werden, die Kondition verbessert sich, Gelenke werden geschmiert und Muskeln gekräftigt. Auch Koordination und Motorik werden geschult. Ferner verbessern sich Körperhaltung und Balance.

Die Bewegung (insbesondere im Freien) kommt weiter dem Immunsystem zugute, überhaupt führt der liebevolle Kontakt zum Tier dazu, dass das Immunsystem an Kraft gewinnt und Viren und Bakterien keine Angriffsfläche mehr haben.

Auch die Lunge profitiert durch ein Haustier, so wird durch die vermehrte Bewegung und durch die Senkung des Stresspegels eine tiefe, ruhige Atemtechnik gefördert, die Atemfrequenz sinkt.

Auch Schlafstörungen kann ein tierischer Freund lindern oder gar heilen: So verbessert sich die Schlafqualität nach dem Beisammensein mit dem geliebten Tier, so schlafen Tierbesitzer sowohl länger als auch besser.

Die genannten Verbesserungen des körperlichen Befindens treten allerdings nicht von heute auf morgen auf, sondern werden v. a. im Rahmen einer längeren Beziehung evident. In diesem Fall verbessert sich das körperliche Befinden nachhaltig und langfristig.

Wirkungen auf den Geist

Wer sich ein Haustier anschafft, trainiert durch die Versorgung des Tieres sowie durch die Übernahme von Verantwortung für das Tier seine geistigen Fähigkeiten. Auch das sich üblicherweise einstellende Mehr an Bewegung fördert nicht nur die körperlichen Fertigkeiten, sondern auch die geistigen Fähigkeiten. Durch die Beschäftigung mit dem Tier werden Motivation, Konzentration und Aufmerksamkeit gesteigert. Auch das Erinnerungsvermögen wird angekurbelt, was gerade älteren Menschen zugutekommt.

Durch das Lernen über das Tier (Aneignen von spezifischem Wissen über das Tier und die Tierhaltung) und mit dem Tier werden die kognitiven Fähigkeiten angeregt und aktiviert.

Wirkung auf das Sozialverhalten

Auch auf das Sozialleben und -verhalten wirken sich Tiere positiv aus. So fördern Tiere soziale Integration sowie soziale Kompetenz. Jeder, der ein Haustier besitzt, weiß um die kommunikationsfördernden Eigenschaften seines Tiers. So ergeben sich bspw. unter Hundehaltern automatisch Kontakte aufgrund des gemeinsamen Spielens und Tobens der Hunde. Gerade Hunde wirken hier als sogenannte ***„Eisbrecher“***, was bedeutet, dass erst die Vierbeiner einen zwanglosen und unbefangenen Kontakt ermöglichen. Der zunächst auf nonverbaler Ebene stattfindende Austausch mit einer fremden Person – sei es das Begrüßen oder das Streicheln eines Tieres oder aber umgekehrt das Beschnuppern oder die Kontaktaufnahme durch das Tier – weist eine erheblich niedrigere Hemmschwelle auf als die übliche, nach bestimmten gesellschaftlichen Konventionen erfolgende, Kontaktanbahnung zwischen fremden Personen.

Gerade für alleinstehende und vereinsamte Menschen ist der Umgang mit anderen Hundebesitzern oft die einzige Brücke zur Außenwelt. Unter Hundebesitzern stehen Fragen der Hundeversorgung, nach geeigneten Spazierwegen und nach Eigenarten der Tiere im Vordergrund – der gesellschaftliche und berufliche Status der agierenden Personen ist hier zweitrangig, was gerade im sozialen Umgang unsicheren Personen zugutekommt. Vor allem alten und/ oder gesellschaftlich ausgegrenzten Personen wird durch Haustiere die Gelegenheit gegeben, einer kompletten sozialen Isolation entgegenzuwirken. Das Gleiche gilt für Kinder, die aus wie auch immer gearteten Gründen Schwierigkeiten haben, Kontakte zu knüpfen. Hier bieten sich gerade Hunde als stabile, verlässliche und sichere Vertrauenspartner und Freunde an. Ja, sogar werden Tiere in nicht wenigen Fällen als zuverlässigere und vertrauenswürdigere Weggefährten geschätzt, die auf wohltuende Weise den Alltag mit den Menschen verbringen.

Biophilie

Biophilie (von altgriech. ***bios „Leben"*** und ***philia „Liebe"***) beschreibt die Liebe sowie die emotionale Hinwendung des Menschen zu allen anderen lebenden Organismen.

Noch eindrucksvoller definiert der deutsch-US-amerikanischer Psychoanalytiker, Philosoph und Sozialpsychologe. **Erich Fromm (1900-1980)** Biophilie: ***„Die Biophilie ist die leidenschaftliche Liebe zum Leben und allem Lebendigen; sie ist der Wunsch, das Wachstum zu fördern, ob es sich nun um einen Menschen, eine Pflanze, eine Idee oder eine soziale Gruppe handelt."***

Man geht davon aus, dass der Mensch im Rahmen der Evolution ***Biophilie*** - eine tiefe Verbundenheit mit der Natur und eine Beziehung zu allen Lebewesen, die ebenfalls in der Natur leben - ausbildete. Erst die Biophilie ermöglicht Empathie und Liebe zu anderen Lebewesen sowie geistige Fähigkeiten und spirituelle Entwicklung.

Das Erleben einer tief empfundenen Affinität zur Natur und der ihr innewohnenden Lebewesen führt zur Bindung an andere Lebewesen sowie zum Altruismus, verbunden mit der Bereitschaft, mit anderen zu teilen und für diese zu sorgen.

Mittlerweile sind wir aber großteils nicht nur der Natur mit all ihren Facetten entfremdet, sondern vielmehr auch uns selbst. Stattdessen sind wir bemüht, uns anzupassen, an die Gesellschaft – und laufen hierbei unsinnigen Trends hinterher, verlieren uns im Trubel von belanglosen Freizeitaktivitäten, ja wir verbiegen uns und verlieren uns dabei selbst.

Man spricht in diesem Rahmen häufig von einem Natur-Defizit-Syndrom oder einer Natur-Defizit-Störung. Diese Begriffe beschreiben die menschliche Entfremdung von der Natur sowie die damit einhergehende steigende Anzahl an körperlichen und emotionalen Erkrankungen.

Durch die fehlende Beziehung zur Natur wird der Mensch sich selbst entwurzelt, er ist zu einer Heimatlosigkeit verdammt, ist nicht mehr ***heil***.

Dies wirkt sich nicht nur negativ auf den Menschen selbst aus, sondern auch auf seine Beziehung zu anderen Menschen, zu Tieren sowie zum gesamten Kosmos.

Der entfremdete Mensch manipuliert sich selbst und andere. - Die Beziehung zu anderen Menschen kann somit stets nur oberflächlicher und unverbindlicher Art sein und ist im Allgemeinen von Gleichgültigkeit geprägt. Hinter der Fassade von aufgesetzten höflichen Umgangsformen, die den gesellschaftlichen Konventionen entsprechen, stehen nur Egoismus sowie die Motivation, dass man den Mitmenschen übervorteilen und für sich nützlich machen könnte.

Eine moralische und verantwortliche Beziehung zu anderen Mitgeschöpfen sowie die Ehrfurcht für andere und die Anerkennung des anderen existieren nicht mehr. Der Mensch sieht sich nicht mehr als Teil der Natur und einer größeren Ordnung. Dies drückt sich bspw. darin aus, dass viele Personen schlichtweg wegschauen und ignorieren, wenn Mitmenschen oder Tiere in einer (akuten) Notlage sind. Hierbei kann es sich um den alten Mann handeln, der gestürzt ist oder aber um das kleine Kätzchen, das nach Nahrung ruft.

Viele Menschen spüren die Verbundenheit und die Interaktion mit anderen Lebewesen nicht mehr, die letztlich der Sicherung und Verbesserung aller Lebewesen und deren Überleben dienen.

Wenn man die Bedeutung dieser evolutionären Verbundenheit zwischen Mensch und Natur jedoch berücksichtigt, so dürfte es nicht verwundern, dass gerade in der heutigen Zeit – die geprägt ist von den negativen Folgen von Industrialisierung, Urbanisierung sowie ausschweifendem Konsum von social media und Medien - die Begegnung mit Tieren einerseits eine sichtbar positive und bereichernde Wirkung mit sich bringen kann.

In seinen Büchern ***Die Seele des Menschen*** und ***Anatomie der menschlichen Destruktivität*** beschreibt Fromm auch das Prinzip einer ***biophilen Ethik***:

„Gut ist alles, was dem Leben dient; böse ist alles, was dem Tod dient. Gut ist die Ehrfurcht vor dem Leben, alles, was dem Leben, dem Wachstum, der Entfaltung förderlich ist. Böse ist alles, was das Leben erstickt, einengt und alles, was es zerstückelt.“

Fromm greift hier eine Formulierung von **Albert Schweitzer** auf, der in **Kultur und Ethik (1923)** schrieb: ***„Gut ist, Leben erhalten und Leben fördern; böse ist, Leben vernichten und Leben hemmen.“***

Mensch und Tier - Eine besondere Beziehung

Viele Kinder wachsen mit Tieren auf, andere wünschen sich ein Haustier, doch der Wunsch bleibt ihnen verwehrt. Erwachsene sträuben sich gelegentlich gegen das Zusammenleben mit einem Tier, da dies Verantwortung, Kosten und Zeitaufwand bedeutet - dies Alles schränkt die eigene Freiheit ein. Dem gegenüber stehen Menschen, die keine Kosten und Mühen scheuen, wenn es um ihr Tier geht. Einige weiten dies noch beträchtlich aus - sie widmen sich und ihr Leben voll und ganz dem Tierschutz.

In anderen Fällen werden Tiere als Kinder oder Partnerersatz betrachtet, als soziale Freunde geschätzt, sie werden zur Therapie eingesetzt, andererseits aber auch in der Forschung in den Dienst der Wissenschaft gestellt und sie dienen als Nutztiere der Befriedigung des menschlichen Bedarfs (an Fleisch, Pelzkleidung usw.) oder aber verschiedener Luxus-Bedürfnisse wie der (scheinbaren) Aufwertung der eigenen Person durch ein teures Tier.

So vielseitig die Einstellung zu Tieren ist, so verschieden sind auch die Gründe für das Zusammenleben von Menschen und Tieren und so individuell und unterschiedlich ist die Bedeutung, die Tieren zugesprochen wird.

Eines haben viele Mensch-Tier-Beziehungen gemeinsam: Menschen fühlen sich Tieren überlegen. In gewisser Hinsicht mag eine solche Haltung sogar zutreffen, denn Tiere sind Menschen geistig-intellektuell unterlegen und im Zusammenleben mit dem Menschen auf dessen Fürsorge angewiesen.

Mehr noch - Menschen üben Macht über Tiere aus. Sie entscheiden bewusst über deren Leben und Tod, etwa bei der Jagd, oder über deren Lebensweise wie bei Tieren im Zoo oder Zirkus. Sie entscheiden über die Größe eines Käfigs, die Länge einer Hundeleine, weiter, ob eine Katze Freigang haben darf oder nicht.

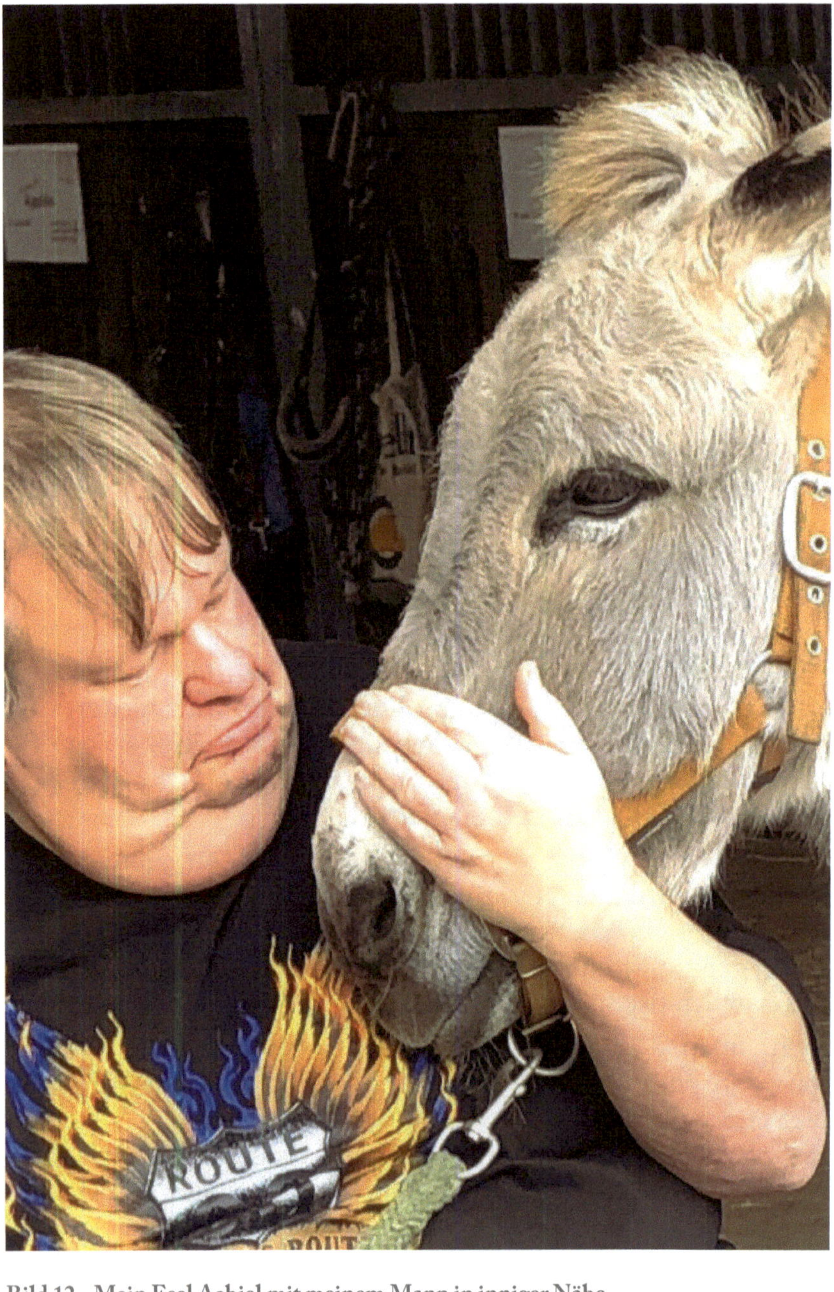

Bild 12 - Mein Esel Achiel mit meinem Mann in inniger Nähe.

Menschen bestimmen Fütterungszeiten und die Zusammensetzung der Nahrung, wann sich ein Pferd bewegen darf und wann es im Stall steht, wann und welche Tiere sich vermehren dürfen. Menschen züchten Tiere nach ganz eigenen Interessen, allzu oft ohne Rücksichtnahme auf das Tierwohl.

Tiere fügen sich in ihr Schicksal und sind, je nach Art, dem Menschen selbst dann noch treu ergeben, wenn die Haltung keineswegs artgerecht ist oder die Tiere gar misshandelt werden. Das beste Beispiel dafür ist der Hund.

Wildtiere lassen sich teils dressieren, bei einigen Arten handelt es sich um die domestizierten Nachkommen wilder Tiere. Neben Tierarten, die faszinieren, begeistern oder als niedlich empfunden werden, gibt es solche, die Ängste oder Aversionen auslösen. Das sind häufig Schlangen, Spinnen oder Mäuse. Auch Krankheitsüberträger und Parasiten wie Läuse, Flöhe und Zecken sind nicht gerne gesehen.

So breit das Spektrum der Beziehung zwischen Mensch und Tier ist und so sehr die Interessen und Einstellungen gegenüber Tieren variieren, so ist doch eine Tatsache nicht von der Hand zu weisen: Tiere haben stets eine wie auch immer geartete Bedeutung für Menschen und lösen Reaktionen bei diesen aus. Wer sich für ein Haustier entscheidet, hat spezifische Gründe dafür: Das Tier macht glücklich, es reduziert das Gefühl von Einsamkeit, es kann Zufriedenheit auslösen, es bereitet Freude bei gemeinsamen Unternehmungen, es gibt dem Menschen eine Aufgabe, es animiert zum Kuscheln, es dient der Profilierung und mitunter soll es auch Statussymbol sein. All das sind oberflächlich betrachtet egoistische Gründe, denn das Tier dient dem Menschen ausschließlich zu einem bestimmten Zweck.

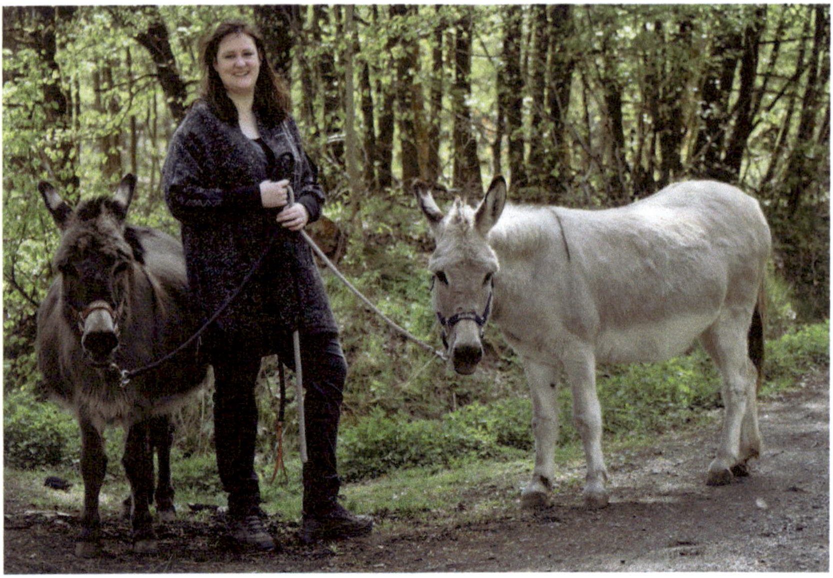

Bild 13 - Beim Spaziergang im Wald mit meinen Eseln Achiel & Harrie.

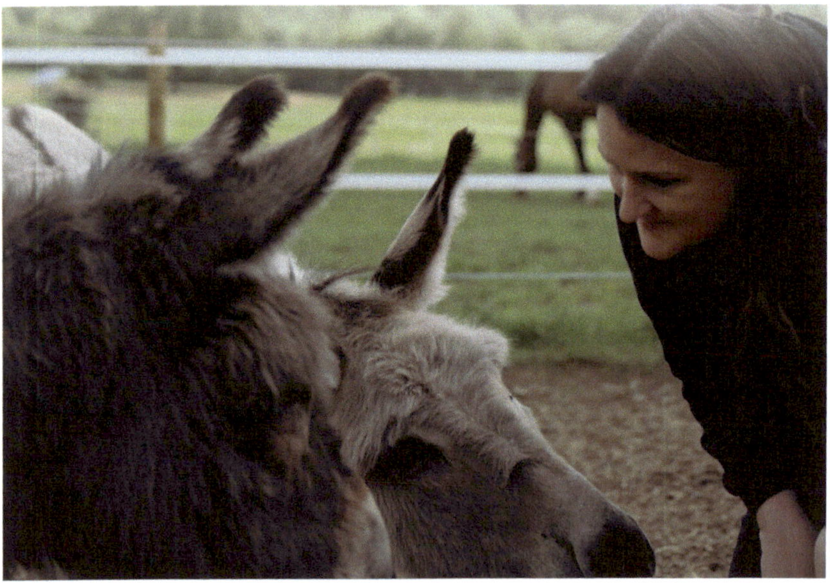

Bild 24 - Meine Esel Achiel & Harrie sind gute Zuhörer.

Tiefgründiger spielt sich allerdings wesentlich mehr ab. Das Streicheln eines Tieres kann zur Blutdrucksenkung beitragen, die Herzfrequenz senken und emotional stabilisieren. Es finden Prozesse auf biochemischer Ebene statt - der Körper schüttet bspw. das sogenannte ***„Kuschelhormon"*** Oxytocin aus, was weitere Vorgänge im Körper beeinflusst (siehe auch oben). Andere Hormone wirken sich maßgeblich auf die Stimmung und Leistungsfähigkeit des Menschen aus. Manch ein Tier scheint die Emotionen des Menschen zu erspüren und aktiv seine Nähe aufzusuchen, um Trost zu spenden. Ebenso wirkt eine ausgelassene, fröhliche Verfassung des Menschen auf viele Tiere ansteckend.

Tiere interessieren sich dagegen nicht für das Aussehen ihrer Menschen, nicht für ihr Alter und sie werten nicht über gesellschaftlich definierte Stärken und Schwächen.

Sie urteilen nicht aus moralischen Aspekten, nicht über Leistung und Status. Sie akzeptieren den Menschen so, wie er ist. Auf diese Weise tragen Tiere zu einer Steigerung des Selbstwertgefühls des Menschen bei. Indem sie auf die Pflege und Fürsorge durch den Menschen angewiesen sind, übertragen sie ihm die Verantwortung für ihr Wohlergehen, für ihr Leben. Damit erheben sie ihn gewissermaßen tatsächlich zu einem Gott.

So zeigen sie auf, dass dem Wesen Mensch ein göttlicher Funke innewohnt. Dieser liegt allerdings tief unter den Verpflichtungen des Alltags sowie unter gesellschaftlichen Normen und Ansprüchen vergraben. Indem Tiere ihr Leben in die menschliche Hand legen, laden sie den Menschen ein, den göttlichen Funken in sich selbst zu erkennen. Sie zeigen die Göttlichkeit des Lebens an sich selbst auf, aber auch jene des Werdens und Vergehens. Tiere sind ihrer eigenen ursprünglichen Natur verbunden und helfen dem Menschen, diese wieder in sich zu erkennen und in sein Leben zu integrieren.

Unvoreingenommenheit der Tiere und Nähe zur eigenen Natur

Alles, was Menschen von ihrer eigenen Göttlichkeit trennt, führt zu einem Unheil-Sein und somit zu inneren Diskrepanzen, zu physischen und psychischen Leiden. Missstimmungen zwischen innen und außen, sowie zwischen gesellschaftlichem und beruflichem Druck, der oft den eigentlichen Wünschen und Sehnsüchten des Menschen gegenübersteht, lösen Konflikte in diesem aus. Ein Mensch, der nicht den allgemeinen gesellschaftlichen Ansprüchen genügt, erfährt keine Anerkennung oder erlebt sogar Ablehnung, er leidet unter sozialer Ausgrenzung. Ein optischer Makel kann ebenso zur Ausgrenzung führen wie eine körperliche oder geistige Behinderung. Erfüllt ein Mensch bestimmte Erwartungen nicht, sind oft auch seine beruflichen Möglichkeiten eingeschränkt. Er kann sich in der Gesellschaft nicht entfalten und verwirklichen.

All das interessiert ein Tier nicht. Tiere wissen instinktiv, dass sie und die Menschheit aus derselben Natur hervorgegangen und denselben Naturgesetzen unterworfen sind. Diese Naturgesetze kann auch ein noch so befähigter Mensch nicht außer Kraft setzen. Keine medizinische Erkenntnis und keine technologische Entwicklung kann den Tod wirklich aufhalten, allenfalls hinauszögern. Tiere streben nicht nach ***„höher, weiter, schneller"***, sondern sie nutzen die ihnen gegebenen Veranlagungen und Fähigkeiten. Sie vermehren sich nicht, weil der Gedanke an eigenen Nachwuchs so verlockend ist, oder weil Babys so niedlich sind, sondern zwecks Arterhalt, denn nur dieser ist im natürlichen Kreislauf über den Tod erhaben. Tiere ordnen ihr eigenes Leben einem großen Ganzen unter, der Natur, der Schöpfung, dem ewigen Zyklus von Werden und Vergehen.

Tiere sind ihrem eigenen Ursprung verbunden, leben ihr Wesen im Einklang mit der Natur aus und versuchen nicht, diese zu manipulieren. Menschen dagegen haben sich von der Natur entfernt und somit von ihrem eigenen Ursprung. Sie stellen eigene Werte oder Vorstellungen darüber und maßen sich an, die Schöpfung, die sie selbst hervorgebracht hat, herabzuwürdigen. Unter diesem Aspekt kann man berechtigt die Frage stellen: Wer ist nun göttlicher - Tier oder Mensch?

In menschlicher Gesellschaft sind die Lebensumstände selbstverständlich anders als in der natürlichen Umgebung wild lebender Tiere. Aber auch den vom Menschen vorgegebenen Lebensumständen fügen sich die Tiere. Sie integrieren sich. Ihr Naturell, ihr ursprüngliches Wesen, vergessen sie darüber hinaus jedoch nicht – denn das ist eine den Menschen vorbehaltene Eigenart.

Tiere registrieren auch das Naturell, das innerste Wesen des Menschen, sie erfassen seine Emotionen, seinen Seelenzustand. Menschen der modernen westlichen Zivilisation neigen dagegen dazu, Tiere in einer Weise zu betrachten, wie sie auch die Natur sehen: Tiere sind dazu da, den Interessen des Menschen zu dienen. Menschen üben ihre vermeintliche Macht über die Natur aus und bestimmen, ob und wie die Tiere in ihrer Umgebung zu leben haben.

Naturverbundene Völker haben dagegen eine andere Einstellung und in vielen Kulturen wurden Gottheiten in Tiergestalt dargestellt. Sie repräsentierten Naturkräfte, Urkräfte, ursprüngliche Prinzipien der Schöpfung, denen das Leben und somit auch jeder Mensch unterworfen ist. Auch die Menschen solch alter Kulturen bedienten sich an Tieren: Sie benötigten sie als Nahrung und die Tiere lieferten Felle für die Kleidung. Dennoch - oder gerade deshalb - waren ihnen Tiere heilig.

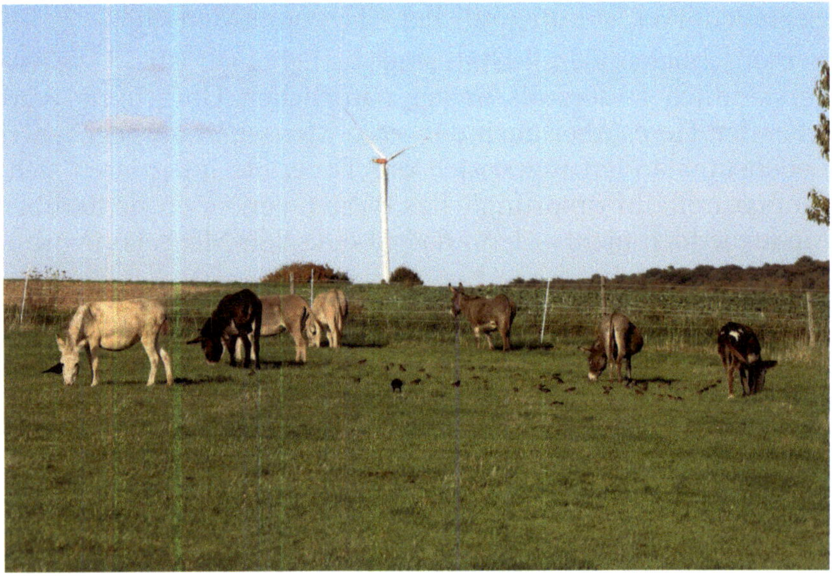

Bild 14 - Meine Esel Achiel & Harrie auf der Weide mit ihrer Herde.

Die Esel sind völlig unvoreingenommen und die zahlreichen Vögel auf dem Gras wissen auch um die Ruhe der Esel. Alles ist im Einklang mit der Natur.

Von links nach rechts: *Lotta, Lucy, Fiona, Achiel, Harrie, Leni* und *Noah.*

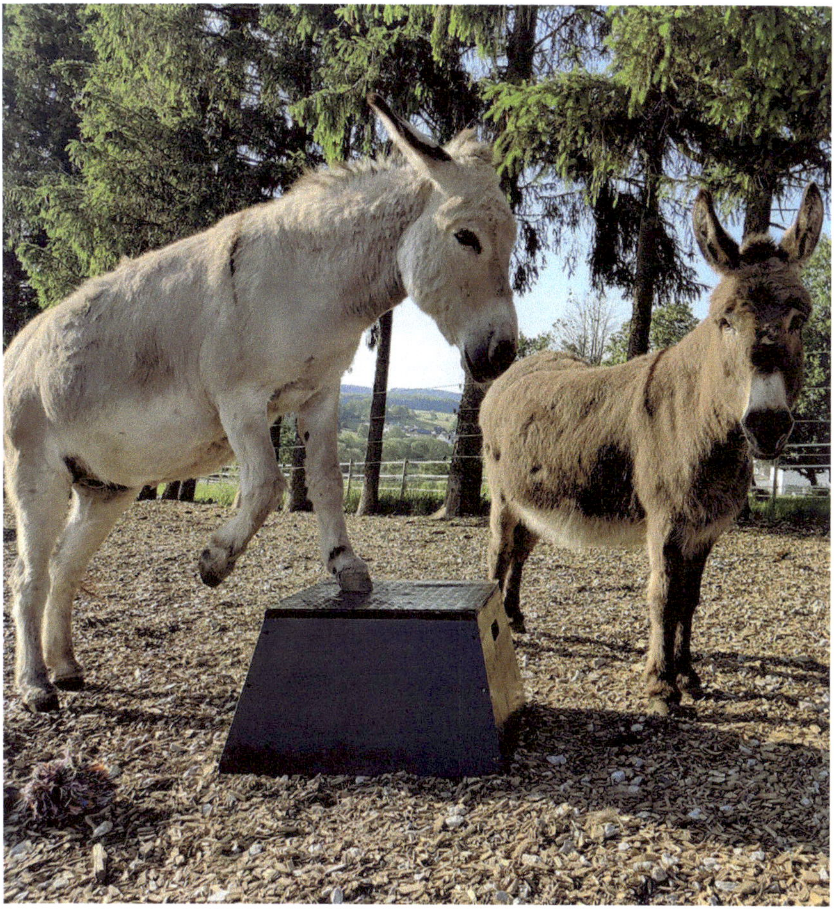

Bild 15 - Meine Esel beim Spiel mit einem Podest.

Auch hier kann man erkennen, dass die Tiere völlig unvoreingenommen mit der Situation umgehen. Es wird einfach spielerisch die Lage erkundet.

Heute sind Tiere bevorzugt Mittel zum Zweck und sie leisten den Menschen wertvolle Dienste, zum Beispiel als Wachhunde, Schutzhunde, Blindenführhunde oder Therapiehunde. Hunde können Krankheiten erschnüffeln und den Menschen das Leben in vielerlei Hinsicht erleichtern. Delfine werden ebenso wie Esel und andere Tiere zu Therapiezwecken eingesetzt. Papageien sollen ihre Menschen unterhalten, Katzen sollen mit ihnen kuscheln, Pferde dienen dem Freizeitvergnügen oder sollen in Wettkämpfen zum Sieg führen. Tiere fungieren als Partnerersatz, dienen Kindern als Spielzeug, sind für Erwachsene Statussymbol, sollen aus einer Depression heraushelfen, dienen im Zirkus der Belustigung, fristen in Zoos und Parks ein oft unwürdiges Dasein zum Freizeitvergnügen der Menschen. Jäger und Wilderer wiederum sammeln Trophäen getöteter Tiere.

So sind Tiere in vielerlei Hinsicht Dienstleister der Menschen und Menschen nutzen Tiere zur Befriedigung beliebiger Bedürfnisse. Das zugrunde liegende individuelle Leben findet dabei - häufig - wenig Beachtung. Daraus wird sehr deutlich ersichtlich, wie weit sich die Menschheit von der Natur, dem Leben und sich selbst entfernt hat. Diese Entfremdung, dieses Unheil-Sein, kennen Tiere nicht. Sie sind eins mit sich, dem Leben und der Natur und somit ***heil***. Dieses Heil-Sein vermitteln sie den Menschen und können ihnen auf diese Weise helfen, wieder zu sich selbst zu finden und wieder heil zu werden.

Daneben verfügen viele Tiere über natürliche regenerative Mechanismen. Eine Eidechse kann ihren Schwanz abtrennen, es wächst ein neuer nach. Schlangen häuten sich – sie befreien sich von ihrer zu klein gewordenen Haut, um zu wachsen. Einige Tiere verfügen über giftige Substanzen zur Gefahrenabwehr. Je nach Dosis können diese Substanzen aber auch heilende Wirkungen besitzen und werden von Menschen zu medizinischen Zwecken genutzt.

Heilende Wirkung auf mehreren Ebenen

Menschen sehnen sich fortwährend nach Anerkennung. Unter ihresgleichen finden sie diese oft nur, wenn sie bestimmte gesellschaftliche, soziale, materielle, ethische oder optische Kriterien erfüllen. Anerkennung kann es für Erfolg im Beruf geben, für soziales Engagement, für einen gewissen finanziellen Status, weiter für eine bestimmte Religionszugehörigkeit oder für ein anerkanntes Erscheinungsbild. Auch bestimmte Verhaltensweisen können auf Anerkennung oder Ablehnung stoßen.

In Gesellschaft eines Tieres gelten all diese Kriterien nicht. Ein Tier interessiert sich nicht für dunkle Augenringe, Übergewicht, eine zu lange Nase, eine eingeschränkte Sehfähigkeit, berufliche Leistungen, gesellschaftlichen Status oder den religiösen Glauben. In Anwesenheit eines Tieres können Menschen sich fallen lassen, sich öffnen, weinen und Freude zeigen, ganz wie ihnen gerade zumute ist.

Tiere sind unvoreingenommene Zeitgenossen, die es den Menschen gestatten, ganz sie selbst zu sein, authentisch zu sein. Tiere spenden Nähe, Zuneigung, sie schenken einen vertrauensvollen, unschuldigen Blick. So schaffen sie einen Ausgleich zum Gefühl des ständigen Funktionieren Müssens und des Erwartungen erfüllen Müssens im Alltag. Damit tragen sie zur inneren Stabilität bei, sie steigern das Wohlbefinden und fungieren als tierische Helfer gegen Stress und Belastungen jeglicher Art. Durch ihre Unvoreingenommenheit gewähren sie die Anerkennung, die sich Menschen dank oberflächlicher Erwartungshaltungen ansonsten fortlaufend erarbeiten müssen oder die ihnen überhaupt nicht zuteilwird. Damit steigern Tiere das Selbstwertgefühl des Menschen und können dazu beitragen, körperliche und seelische Ungleichgewichte zu lindern.

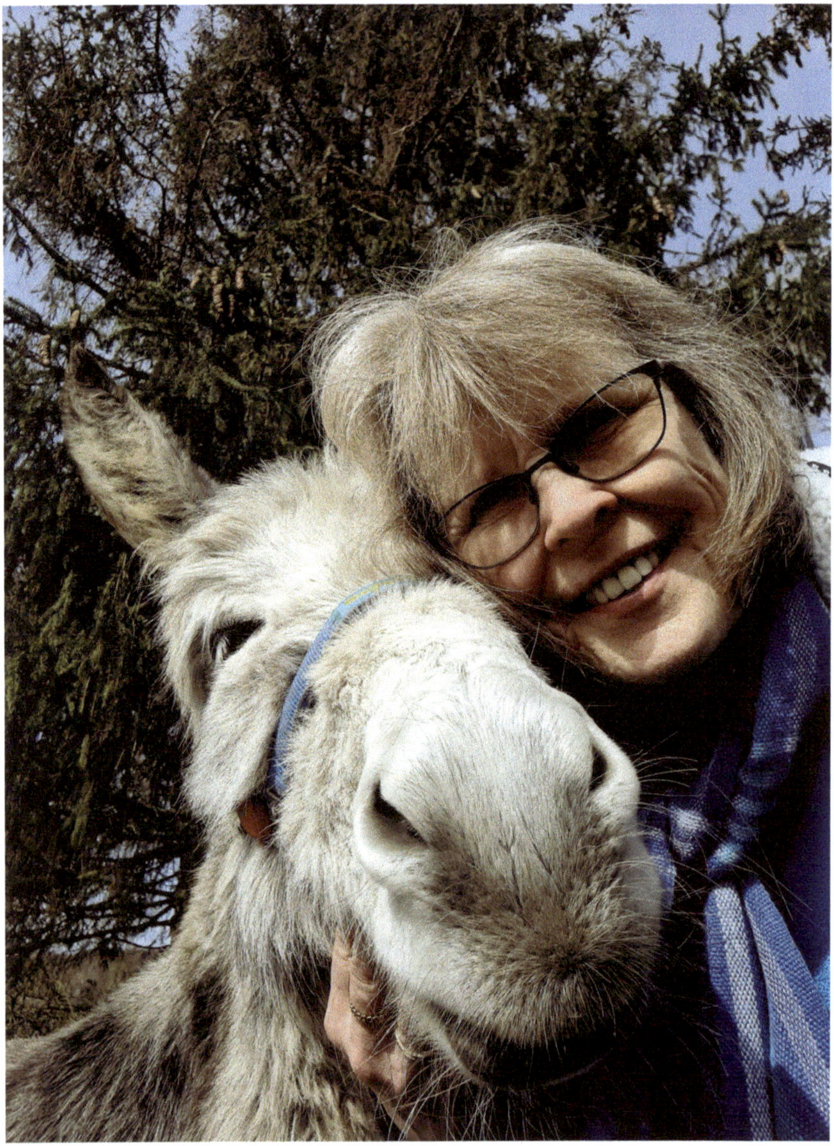

Bild 16 - Esel Pepe mit Moni.
Tiere sind unvoreingenommen und geben Zuneigung und Kraft.
Der bivalente Aufbau von Vertrauen Mensch <-> Tier ist der Erfolg.

Für Menschen aller Altersklassen sind Tiere außerdem Lehrmeister in Sachen Empathie. Menschen öffnen sich dem Wesen ihres Tieres, versuchen zu erspüren, wie es sich fühlt, möchten ihm Gutes tun. Selbst nah an der Essenz des Lebens, vermitteln Tiere diese auch dem Menschen. Auf körperlicher Ebene ist es der Kontakt - das Streicheln eines geliebten Haustieres wirkt sich regulierend auf einzelne Körperfunktionen aus. Indem Menschen ihre Tiere artgerecht versorgen und ihrer Verantwortung gerecht werden, erfahren sie innere Selbstbestätigung.

Bei Therapien eingesetzt, verhelfen Tiere auf psychischer oder physischer Ebene zu mehr Eigenständigkeit oder zum Erlernen beziehungsweise Verbessern einzelner Fähigkeiten. Blindenführhunde ermöglichen Betroffenen ein weitgehend eigenständiges Leben.

Alte Menschen werden durch Tiere aus Einsamkeit und Isolation geführt. Kinder lernen durch Tiere, Verantwortung zu übernehmen sowie andere Lebewesen und das Leben generell zu schätzen. Sie lernen etwas über die Bedürfnisse der Tiere und den Umgang mit Tod und Verlust, wenn ein geliebtes, umsorgtes Haustier stirbt. Insbesondere Hunde, Esel und Pferde verschaffen Menschen regelmäßige Bewegung an der frischen Luft und tragen so auf geistiger, seelischer und körperlicher Ebene gleichermaßen zu einem stabileren Gesundheitszustand bei.

Etwas abstrakter ist die heilsame Kraft der Tiere auf einer weiteren Ebene, der feinstofflichen Ebene. Auf dieser Ebene ist alles miteinander verbunden. Hier ist die Seele zu Hause, die im Gegensatz zum menschlichen Körper und dem Verstand auch nach dem Tod weiter existiert.

Im Feinstofflichen kommunizieren Tiere und Menschen direkt über die seelische Ebene, völlig unabhängig davon, welche Kommunikationsmittel die unterschiedlichen Arten im materiellen Leben nutzen.

Über feinstoffliche Schwingungen erfassen Tiere alles, was im Menschen vorgeht. So sind sie der Seele des Menschen näher, als dieser sich dessen selbst überhaupt bewusst ist. Deshalb können Tiere den Menschen Informationen liefern, die ihnen anders nicht zugänglich sind.

Schamanen und Personen mit intuitivem Zugang zur feinstofflichen Ebene sind ebenfalls dazu in der Lage. Vielen bleibt dieser Bereich jedoch verborgen – diese Menschen sind auf das Hamsterrad des materiell orientierten Alltags fokussiert.

Tiere sind durch ihre unverdorbene Ursprünglichkeit sowie durch ihre Nähe und Verbundenheit mit der Essenz des Lebens kraftvolle Wesen, die den Menschen Weisheit vermitteln können. Sie können zu Selbsterkenntnis verhelfen sowie zur Rückbesinnung auf die eigenen Wurzeln, auf das eigene Innere. Sie verhelfen ganzheitlich zum Heil-Sein.

Im alltäglichen Leben kann allein ihre Anwesenheit positive Effekte für die Gesundheit des Menschen haben. Auf feinstofflicher und spiritueller Ebene vermögen Tiere noch wesentlich mehr, indem sie auf Krankheiten und Konflikte aufmerksam machen und solche Krankheiten bzw. Konflikte sogar vom Menschen übernehmen oder aber Schwingungen aussenden, die heilende Wirkung haben.

Schamanen wissen zudem um die Bedeutung von Krafttieren, die auf feinstofflicher Ebene beheimatet sind, aber auch im direkten Umfeld der Menschen auftauchen können und helfende Gefährten in allen Lebenslagen sind.

Der spirituelle Aspekt der Fähigkeiten von Tieren wird gerne als ***„esoterischer Humbug“*** abgetan. Es sei den Menschen gegönnt, sich derart zu verschließen und die eigene Entfremdung von der Natur und sich selbst auf diese Weise voranzutreiben.

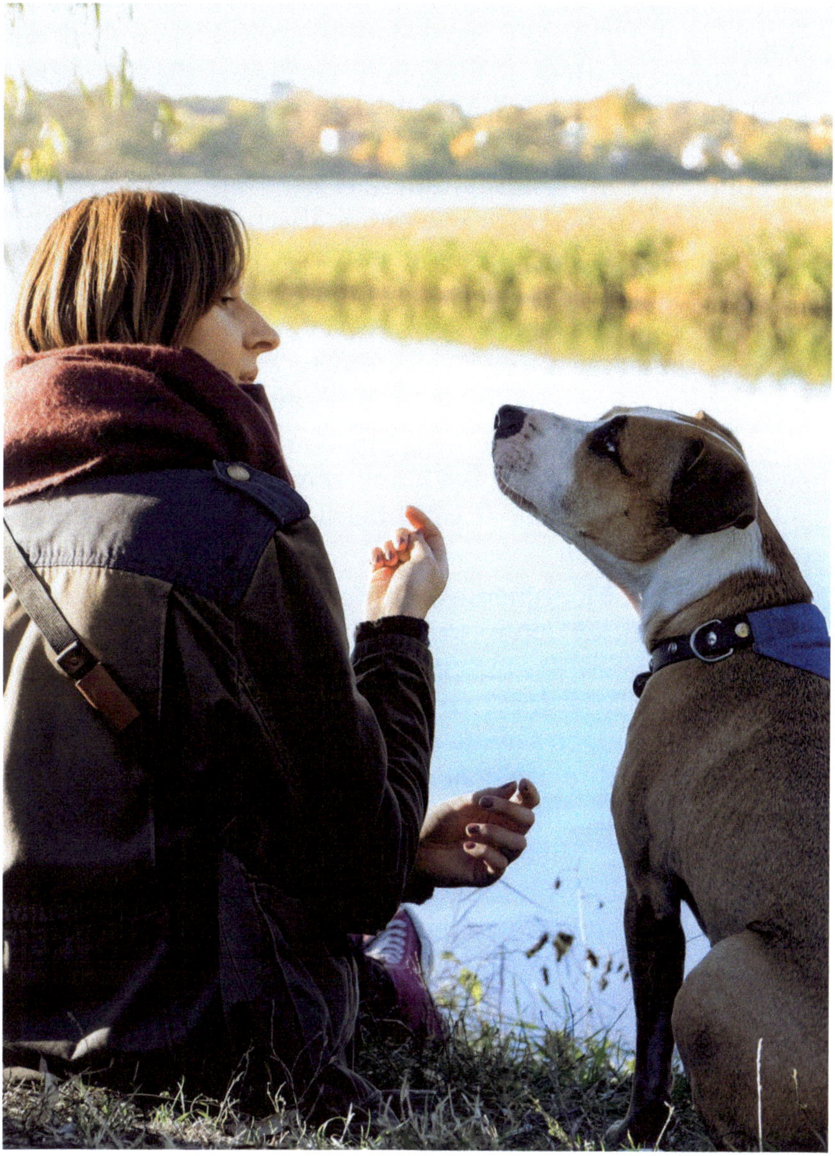

Bild 17 - Frau mit Hund

Die Kommunikation zwischen Mensch & Tier geschieht oft auch ohne Worte. Es genügen Blicke, Berührungen oder Gesten.

Beobachtungen in der Natur zeigen allerdings vielseitige Phänomene in der Tierwelt, die offenbaren, dass Tiere über wie auch immer geartete Fähigkeiten verfügen, die Menschen fremd sind. Ein Schwarm Vögel erhebt sich aus menschlicher Sicht gleichzeitig in die Luft - tatsächlich liegen Verzögerungen beim Start im Millisekundenbereich. Ein Vogelschwarm fliegt auf und sortiert sich wie automatisch in eine bestimmte Formation. Zugvögel kennen genau den Weg zu ihren Sommer- und Winterdomizilen, die tausende Kilometer voneinander entfernt liegen. Tiere erspüren Wetteränderungen im Voraus, sie bringen sich vor Unwettern rechtzeitig in Sicherheit und flüchten beizeiten vor einem Vulkanausbruch.

Fledermäuse und Eulen bewegen sich sicher in der Dunkelheit, sie weichen Hindernissen aus, ohne diese zu sehen, und sie tun dies darüber hinaus mit beträchtlichen Geschwindigkeiten.

Hunde warnen Menschen, wenn deren Blutzuckerspiegel absinkt, bevor dieser einen kritischen Schwellenwert erreicht, und sie alarmieren, ehe ein epileptischer Anfall auftritt. Katzen wählen Liegeplätze dort, wo messbare Strahlungsfelder sind: Menschen benötigen Geräte dafür, Katzen nehmen die Strahlungsfelder auf ihre ureigene feinsinnige Weise wahr.

Es gibt viele weitere solcher Phänomene aus der Tierwelt, die sehr anschaulich zeigen, wie überlegen Tiere den Menschen in vielen Bereichen sind. Denn Tiere verfügen über Fähigkeiten und Wahrnehmungen, die weit über die Alltagssinne der Menschen hinausgehen.

Menschen orientieren sich allenfalls nachrangig an inneren Eingebungen, an Intuition und Empathie. Dennoch gibt es im Alltag verschiedene Situationen, die zeigen, wie sich etwas von Mensch zu Mensch überträgt: So sind Lachen und Gähnen ansteckend. Beim ausgelassenen Feiern überträgt sich die Stimmung schnell auf neu hinzukommende Menschen, ebenso eine aufgeheizte Stimmung im Fußballstadion oder auf einer Demonstration.

Emotionen sind Wahrnehmungen im Inneren des Menschen und eine für andere Menschen wahrnehmbare Ausstrahlung. Ein fröhlicher Mensch wirkt auf Anhieb anders als ein Mensch in aggressiver Stimmung und löst infolgedessen andere Reaktionen aus.

Tiere sind ihren inneren Sinnen wesentlich näher. Sie orientieren sich nicht an Normen, Erwartungshaltungen von außen und dem Streben nach Anerkennung. Beruflicher Erfolg und der soziale Status in gesellschaftlicher Hinsicht sind für sie bedeutungslos. Sie orientieren sich an ihrem innersten Wesen und dieses sagt ihnen zuverlässig, was sie zu tun haben. Auch Tiere erspüren, was in Menschen vorgeht. Das betrifft gleichermaßen Stimmungen wie den Gesundheitszustand.

Ein Tier können Sie nicht belügen - Sie strahlen aus, was Sie im Innersten sind, was Sie empfinden, ebenso werden physische und psychische Disharmonien oder Leiden von Tieren wahrgenommen.

Tiere gehen mit Krankheiten anders um als Menschen, ebenso mit dem Tod. Menschen nutzen diverse Medizin im Umgang mit Krankheiten und zur Lebensverlängerung, Tiere nutzen ausschließlich ihre eigene Kraft und den Überlebensinstinkt. Ausgenommen sind Tiere in menschlicher Obhut, denen tiermedizinische Mittel und Behandlungen zur Verfügung stehen. Zweifelsfrei werden dadurch Leiden gelindert und die durchschnittliche Lebenserwartung steigt. Auch zeigen Tiere sich durchaus dankbar gegenüber Menschen, die ihnen helfen.

Dennoch ist dieser Umgang mit Krankheiten ausschließlich eine menschliche Einstellung und Haltung und letztendlich haben Tiere gar keine andere Wahl, als medizinische Anwendungen durch den Menschen hinzunehmen. Nicht immer wird im Sinne des Tieres entschieden: Menschen bestimmen, ob und wann ihr Haustier eingeschläfert wird oder ob lebensverlängernde Maßnahmen einem Tier den Tod verwehren, obwohl es bereit ist, aus dem Leben zu scheiden.

Tierkommunikatoren berichten nicht selten aus Sicht von Tieren, dass diese sich weniger um ihr Sterben sorgen als die Menschen, denen das Loslassen schwerfällt. Tiere möchten dagegen Menschen das Abschied-Nehmen erleichtern und ihre eigenen Leiden schmälern.

Hier zeigt sich, dass Tiere selbst mit und beim Ableben noch spüren, was in ihren Menschen vorgeht und dass sie auch dann noch danach streben, dass es ihren Menschen gut geht.

So verhält es sich auch im gesamten Zusammenleben. Wie ein Tier im natürlichen Gleichgewicht mit sich selbst und der Natur lebt, so strebt es dieses Gleichgewicht auch im Zusammenleben mit seinem Menschen an. Das betrifft das physische und physische Gleichgewicht im Menschen und im Miteinander. Zu diesem Zweck spiegeln Tiere ihre Menschen, um ihnen etwas aufzuzeigen. Sie können weise Ratgeber sein und sie übertragen auch Energie, die einem Menschen helfen kann. Zudem sind es ihre natürlichen, spezifischen Eigenschaften, die einem Menschen helfen können.

Je nach Mensch und Situation sowie der Motivation, die zur Tierhaltung führt, kann die bloße Anwesenheit und Interaktion mit einem Tier positive Wirkung auf Physis und Psyche haben. All diese Aspekte werden in den folgenden Ausführungen näher beleuchtet.

Die Beziehung zwischen Mensch und Tier

Naturverbundene Menschen und die Völker vieler alter Kulturen haben eine ganz besondere Beziehung zu Tieren und wissen diese in vielfacher Hinsicht zu schätzen. So konnten bspw. Wölfe und Menschen voneinander profitieren: Bei von Menschen erlegter Beute fielen Nahrungsreste ab und Menschen wähnten sich in der Anwesenheit von Wölfen sicher. Denn diese machten darauf aufmerksam, wenn Gefahr drohte, und sie konnten das Lager gegen (andere) Raubtiere schützen. Das Verhalten von Tieren ermöglichte es Menschen, auf Wetterveränderungen oder Naturkatastrophen aufmerksam zu werden und rechtzeitig zu reagieren.

Auch Tierspuren gaben wertvolle Hinweise, die Menschen zu ihrem Vorteil oder zur Sicherung des eigenen Überlebens nutzen konnten. Tiere dienten als Nahrungsquelle und somit ebenfalls dem Überleben. Tierfelle wurden zu Kleidung verarbeitet und spendeten Wärme. Bisweilen brachten Menschen den Göttern Tieropfer dar, um sie gnädig zu stimmen und um ihre Gunst zu bitten.

Von Nutzen waren Tiere den Menschen also seit jeher. Neben Nahrungs- und Kleidungslieferanten kannten und anerkannten Menschen verschiedene Eigenschaften und Fähigkeiten der Tiere, die ihnen nützlich waren.

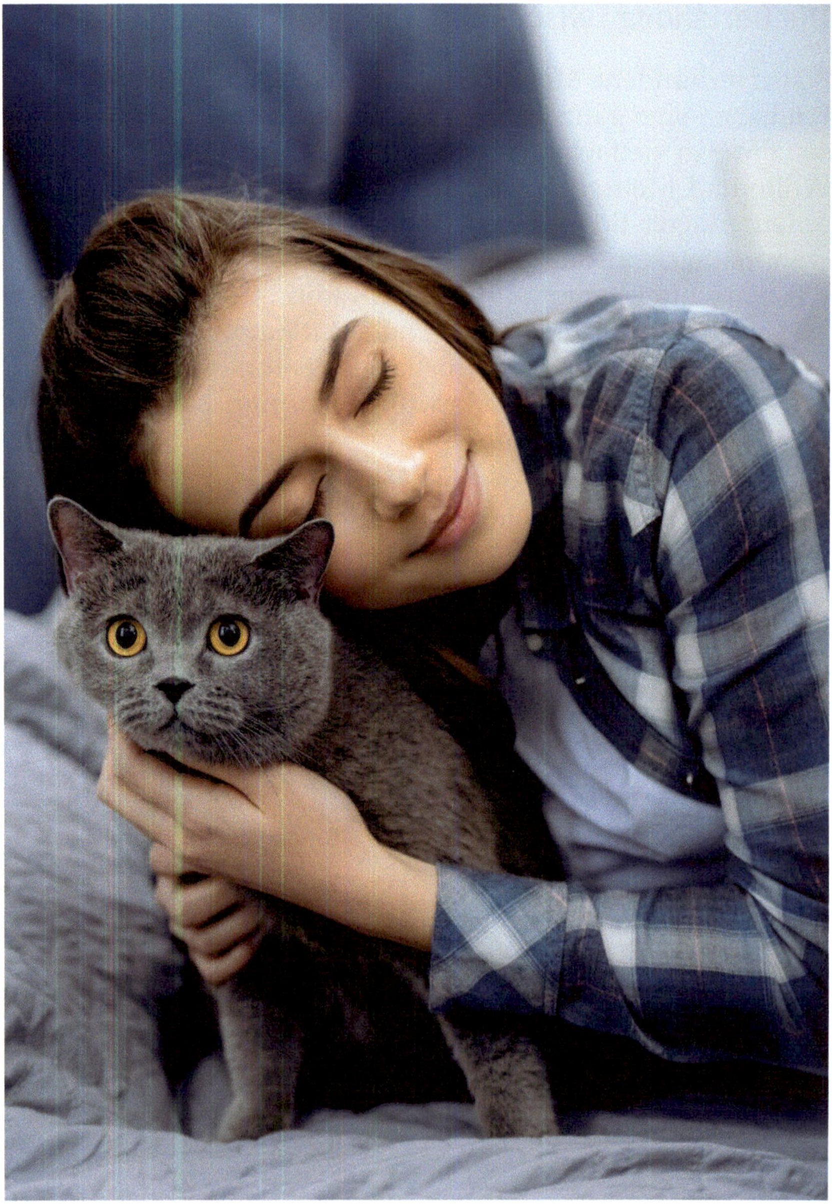

Bild 18 - Frau mit Katze.
Eine innige Beziehung zwischen Mensch und Tier.

Der Hund - Das erste Haustier des Menschen?

Forscher sind sich bisher uneinig, wann die Domestikation des Hundes stattfand. Als erwiesen gilt, dass sich Hunde aus Wölfen entwickelten, die sich den Menschen enger anschlossen und dieses Verhalten auch an ihre Nachkommen weitergaben. Es handelte sich bei den Menschen vermutlich um Nomadenvölker, die sich durch die Jagd ernährten und die Wölfe bedienten sich an den Resten der erlegten Tiere. Jene Wölfe, die in der Nähe der Menschen lebten, dürften im Laufe der weiteren Entwicklung ihre instinktive Scheu immer mehr abgelegt haben, da der Nachwuchs von Beginn an lernte, dass es bei den Menschen Nahrung gab.

Später wurden die Menschen sesshafter und so mussten auch die Vorfahren der Hunde nicht mehr umherziehen. Viele Fähigkeiten und Gewohnheiten der Wölfe, die für Menschen von Vorteil waren, benötigten sie nun nicht mehr in dem bisherigen Ausmaß: Sie mussten sich nicht mehr täglich über weite Strecken durch die Wildnis bewegen, nicht immer wieder unbekannte Gebiete durchstreifen, nicht mehr stets auf der Hut vor unvermittelt auftauchenden Gefahren sein.

2011 wurde im sibirischen Altai-Gebirge ein Schädel gefunden, der sich von Wolfsschädeln unterschied: Der Unterkiefer war breiter, die Schnauze kürzer und die Zähne standen enger zusammen. Das Alter wurde auf etwa 33000 Jahre datiert.

Dieser Schädel gilt als Nachweis erster evolutionärer Veränderungen, die dem adaptierten Verhalten und den angepassten Lebensgewohnheiten der Wölfe in der Nähe der Menschen entsprachen: Einige ursprüngliche Instinkte und Fähigkeiten wurden unwichtiger, andere Fertigkeiten wurden dagegen im immer engeren Zusammenleben relevanter. Die ***Caniden*** (Familie der Hunde; abgeleitet vom lateinischen Wort ***canis***: der Hund) passten sich daher in ihrer Entwicklung immer mehr an, was letztendlich auch zu genetischen und körperlichen Veränderungen führte.

Es wird sogar vermutet, dass eine erste evolutionäre Abspaltung von den Wölfen bereits Jahrzehnte vor dem ermittelten Alter des Fundschädels stattfand.

Besonders deutlich wird die Abspaltung durch genetische Unterschiede, die auf eine Anpassung der Ernährung zurückzuführen ist, denn die sesshaften Menschen lebten zunehmend nicht mehr nur von der Jagd, sondern auch von den Pflanzen und Früchten der Umgebung, bis sie dazu übergingen, diese selbst anzubauen und zu verarbeiten. Damit änderte sich gleichermaßen die Ernährung der hündischen Vorfahren und deshalb verfügen Hunde über die genetisch bedingte Fähigkeit, Stärke enzymatisch aufzuspalten und zu verdauen. Die entsprechenden Gene fehlen Wölfen. In freier Wildbahn und für die Jagd bestehen zudem andere körperliche Anforderungen als bei Sesshaftigkeit, was zu zunehmender körperlicher Anpassung an die gegebenen Verhältnisse führte.

Handelte es sich bei dem oben erwähnten Schädelfund wohl noch um eine sehr ursprüngliche Form, als Wölfe die Nähe von Nomadenvölkern suchten, aber noch kein engeres Zusammenleben stattfand, führten die folgenden Jahrzehnte zu weiteren Veränderungen - auch in der Beziehung des Menschen zum Tier: Ein Grabfund aus Israel, datiert auf etwa 12000 vor Christus, ergab, dass ein Mensch zusammen mit einem Hund bestattet wurde. Gemeinsame Gräber für Mensch und Tier sind weiterhin aus dem antiken Ägypten bekannt. Ein Grab in Eridu – einer der ältesten sumerischen Städte - aus der Zeit zwischen 5500 und 3500 vor Christus enthielt etwa das Skelett eines Jugendlichen und eines Hundes.

Menschen dürften das Zusammenleben mit den Vorfahren der heutigen Hunde geschätzt haben: Denn diese warnten bei Gefahr, konnten bei der Jagd begleiten und helfen, weiter wehrten sie Feinde oder Raubtiere ab. Das Aufwachsen des Nachwuchses in menschlicher Umgebung hat vermutlich zu immer mehr Einflussnahme durch den Menschen geführt, um einige Fähigkeiten der Hunde gezielt zu fördern und nutzen zu können. Dem einen Menschen leisteten Hunde als Jagdbegleiter gute Dienste, beim anderen Menschen halfen sie, Lasten zu ziehen, wieder andere Menschen bevorzugten die Wach- und Schutzfähigkeiten der Hunde.

Die Umgebungsbedingungen sind ebenfalls ein wesentlicher Einflussfaktor, denn ein Leben in eisigen nordischen Gefilden erfordert eine völlig andere Konstitution als in warmen Gebieten.

Auch das Nahrungsangebot ist regional unterschiedlich, ebenso wie die Methoden der Nahrungsbeschaffung. So gestaltet sich das Jagen in Bergregionen völlig anders als das Jagen in Wäldern oder in freiem Gelände. Das Leben in Eis gestaltet sich wiederum anders als in tropischen Regionen, das im Landesinneren anders als an Gewässern. Je nach den vorliegenden Herausforderungen, vollzog sich infolgedessen die weitere Entwicklung der Hunde unterschiedlich.

Einige Völker wandten sich teilweise von der Jagd ab und betrieben nicht nur eigenen Anbau von pflanzlicher Nahrung, sondern sie gingen auch dazu über, Tiere als Nahrungsquelle zu halten.

Damit änderten sich wiederum auch die Bedingungen für die Hunde, die fortan mit bestimmten Tieren zusammenlebten: Aus zu jagender Beute wurden Nutztiere. Nun galt es, die Tiere zu hüten und zu schützen, statt diese zu jagen und zu erlegen. Erneut zeigt sich hier die Anpassungsfähigkeit der menschlichen Begleiter, denn das Jagen ist eine natürliche Veranlagung der Hunde, das Hüten und Schützen der eigentlichen Beute entspricht dagegen gerade dem Gegenteil.

Spätestens jetzt erfolgt auch die Nahrungszuteilung durch die Menschen, indem sie den Hunden Teile der eigenen Mahlzeiten überließen. Im Gegenzug blieben die Hunde an der Seite der Menschen und die Beziehung intensivierte sich.

Im Laufe der Zeit haben sich gemäß den verschiedenen Ansprüchen Hunde mit unterschiedlichen körperlichen Merkmalen sowie spezifischen Fähigkeiten und Veranlagungen entwickelt. Diese Fertigkeiten haben sie an ihre Nachkommen weitergegeben. Es ist indes nicht bekannt, wann Menschen begannen, durch gezielte Verpaarungen bestimmter Tiere verschiedene Aspekte zu fördern, indem sie etwa besonders kräftige, ausdauernde, kooperative, schnelle, große oder kleine Hunde sich verpaaren ließen.

Heute gibt es Hunde in allen Größen, Farben und körperlichen Variationen. Genauso vielseitig ist die Motivation für das Zusammenleben mit einem Hund. Noch immer gibt es Gebrauchshunde mit den unterschiedlichsten Fähigkeiten, aber auch Begleit- und Haushunde.

Wölfe und ihre hündischen Nachkommen sind zweifelsfrei die ersten bekannten Tiere, die sich den Menschen anschlossen. Hunde sind die einzige Art, die für Menschen derart vielseitige Zwecke erfüllen kann, die sich weiter jeglichen Lebensumständen und Anforderungen angepasst hat und so zum nahezu bedingungslos bereitwilligen Helfer der Menschheit wurde. Nicht ohne Grund gibt es die Redewendung: ***„Der Hund ist der beste Freund des Menschen“.***

Bedeutung von Haus- und Nutztieren

Hunde sind Forschungen zufolge zwar die ältesten tierischen Begleiter des Menschen, doch auch andere Tierarten waren bedeutsam. Dies zeigt sich vor allem in der Mythologie und an alten ägyptischen Gottesdarstellungen in Tiergestalt oder als Mischwesen. In der nordischen Mythologie ist eine Kuh das erste Wesen der irdischen Schöpfung, in östlichen Überlieferungen ist es eine Schildkröte, welche die Erde auf ihrem Rücken trägt. Tierwesen galten in vielen Kulturen als den Göttern verbunden, ja sogar diese repräsentierend, infolgedessen wurden sie als heilig verehrt.

Katzen folgten den Vorfahren der heutigen Hunde nur wenig später in der Gunst der Menschen: Ein Grabfund auf Zypern mit den Überresten eines Menschen und einer Katze datiert auf etwa 10000 vor Christus.

Die ersten Annäherungen im Zusammenleben von Menschen und Tieren sind auf beidseitige Vorteile zurückzuführen, bspw. insofern Wölfe von den Nahrungsresten oder auch wärmenden Feuern der Menschen profitierten und Menschen wiederum bei Anwesenheit der Tiere einen gewissen Schutz genossen. Mit den ersten sesshaften Völkern stieg der Nutzen, den Menschen durch die Vorfahren der Hunde hatten, noch an - denn ihre vielseitigen Fähigkeiten waren in vielerlei Hinsicht dienlich.

Auch die ersten Katzen in Gesellschaft der Menschen waren kaum als Schmusetiere beliebt, sondern sie wurden als Nutztiere eingesetzt, indem sie sich als ausgezeichnete Ratten- und Mäusejäger erwiesen. Damit trugen sie zum Schutz der Nahrungsmittelvorräte wie etwa dem Getreide bei.

Dienten die ersten Nutztierhaltungen der Nahrungssicherung und der Herstellung von Kleidung, gelang es den Menschen nach und nach, weitere Vorteile aus dem Zusammenleben mit Tieren zu ziehen. Neben den Helfern wie Hunden und den Nahrungslieferanten wie ***„Vieh"*** gab es Arbeitstiere, etwa zum Ziehen von Lasten. Rinder und Pferde konnten beim Pflügen unterstützen und die Ernte transportieren. Pferde konnten Menschen weiterhin als Transportmittel dienen und erwiesen sich schließlich auch als wertvoll im Wettstreit, im Kampf oder bei der Jagd.

Die Beziehung zu Tieren änderte sich mit der Entwicklung der Menschen: Noch heute gibt es Nomadenvölker, die eng mit ihren Last- und Transporttieren sowie mit ihren Hunden zusammenleben. Wie sich das Verhältnis und Zusammenleben in grauer Vorzeit konkret gestaltete und wann die Anfänge zu datieren sind, ist unklar. Das Motiv dagegen wird darin angenommen, dass Mensch und Tier voneinander profitierten.

Das wandelte sich stetig und unterlag immer weiteren Veränderungen, insofern Menschen sich die verschiedenen Arten immer mehr zunutze machten. Tiere dienten den Menschen, übernahmen diverse Aufgaben und arbeiteten für sie.

Wandel im Laufe der Zeit

Im Laufe der Zeit wurden die unterschiedlichsten Tierarten zunehmend domestiziert. Das fand in einer Richtung statt, die dem Menschen möglichst viele Vorteile brachte. Infolgedessen sind bspw. nahezu unzählige Hunderassen entstanden, ebenso gibt es Unterarten bei Katzen, Kleintieren und Nutztieren.

Einst wurden Tiere vermutlich grundsätzlich als Nutztiere betrachtet. Erst aus dem engen Zusammenleben entstanden auch besondere Beziehungen zwischen Tier und Mensch, etwa eine besondere Verbundenheit zu einem Pferd oder einem Hund. Tiere erhielten Nahrung und Lebensraum dafür, dass Menschen einen Nutzen aus ihnen ziehen konnten.

Eine strikte Trennung zwischen Haus- und Nutztier ist insofern gar nicht möglich.

Von nordischen Völkern ist bekannt, dass deren Tiere wie Pferde, Schafe, Ziegen und Kühe teilweise mit im Haus lebten - sie hatten dort ihren Stall, oft nur durch einen Durchgang vom Wohn- und Schlafbereich der Menschen getrennt. Unter diesem Aspekt waren Nutztiere daher oft zugleich Haustiere.

Erst später wurden gesonderte Stallgebäude getrennt von den Wohnhäusern errichtet.

In der modernen Zivilisation werden als Nutztiere vor allem solche Tiere betrachtet, die einen wirtschaftlichen Nutzen einbringen sollen, das gilt für Tiere zur Lebensmittelgewinnung gleichermaßen wie für Pferde von (Profi-)Reitern bzw. Zuchtpferde.

Hier gibt es natürlich auch sich vermischende Bereiche: Während die meisten Menschen etwa Ziegen nur zur Nahrungsmittelgewinnung halten, gibt es durchaus auch Menschen, die eine kleine Ziegenherde in einem Gehege ausschließlich aus dem Grund halten, weil ihnen die Tiere gefallen. Die Tiere kosten Zeit und Geld, bringen aber keinen Profit - außer einem Gefühl der Freude bei ihrem Anblick und im Umgang mit ihnen.

Kaninchen werden im Haus oder im Außengehege als Haustiere gehalten - aber auch im Außenstall (oder in engen Käfigen) als typische Nutztiere, die dem Verzehr dienen.

Hunde können ausschließlich Begleiter der Menschen und damit eine reine Herzensangelegenheit sein, ebenso können sie von enormem Nutzen sein, indem sie als Gebrauchshunde wichtige Dienste und Aufgaben für Menschen übernehmen. Daneben gibt es Wildtiere im Zoo, die zwar offiziell unter anderem aus Arterhaltungsgründen aufgenommen werden, zugleich aber auch dem Vergnügen der Besucher dienen. Zirkustiere, darunter ebenfalls häufig Wildtiere, bringen dem Betreiber einen wirtschaftlichen Nutzen, für Besucher sind sie wiederum reine Vergnügungsobjekte. Kamele sind zum einen wertvolle Nutz- und Lasttiere für Nomadenvölker in Wüstengebieten, gleichermaßen fungieren sie aber auch als Touristenattraktion und bringen auf diese Weise Geld ein.

Inzwischen werden Tiere wie Delfine gezielt zu Therapiezwecken eingesetzt, was sie ebenfalls zu Nutztieren macht, obwohl sie kaum mit eigentlichen Nutztieren wie domestizierten Schafen und Kühen vergleichbar sind, denn Delfine sind und bleiben Wildtiere in Gefangenschaft.

Eine weitere Variante, die schwierig einzuordnen ist, sind Labortiere, die ausschließlich zu Versuchszwecken im Dienst des Menschen gehalten werden. Darunter sind auch solche Tiere - bspw. Hunde und Katzen - zu finden, die gleichermaßen als Haustiere von Menschen verhätschelt werden.

Insgesamt hat sich das Verhältnis der Menschen zu Tieren meist eher in Richtung Ausbeutung entwickelt. Tiere haben die Erwartungen der Menschen zu erfüllen, auch im engen Zusammenleben, wie es bei Hunden, Katzen und bestimmten Kleintieren (Kaninchen, Meerschweinchen etc.) der Fall ist. Hier wird Haustieren oftmals gleichermaßen einen Nutzen abverlangt, sei es als Kuscheltier, Prestigeobjekt, Partnerersatz oder Seelentröster.

Grundsätzlich unterscheidet sich das Verhältnis des Menschen zu Tieren in Abhängigkeit von der jeweiligen Kultur und Gesellschaft sowie gemäß der individuellen Einstellung des Menschen. Im Buddhismus etwa ist jedes Tier heilig. In vielen südlichen und islamistisch geprägten Ländern sind Tiere außer als Nahrungsmittel, Fell- und Lederlieferant wertlos oder gelten, je nach Art, sogar als unrein.

Nichtsdestotrotz gibt es auch in südlichen/ islamischen Ländern Tierschützer:innen sowie ein differenziertes Verhalten gegenüber Tieren.

Jäger erlegen die schönsten und stattlichsten Tiere einer Art, um sich mit Trophäen zu profilieren.

Es ist bisweilen unverständlich und grausam, was Menschen aus niederen und oberflächlichen Beweggründen anderen Lebewesen antun. Selbst in den modernen Zivilisationen steht allzu oft der Eigennutz an erster Stelle, ganz gleich, ob und wie sehr ein Tier darunter leidet. Dabei ist kaum eine Grenze zwischen Nutz-, Haus- und sonstigen Tieren zu ziehen: Kleintiere vegetieren in viel zu kleinen Käfigen und unter widrigen Bedingungen vor sich hin, Hunde werden geschlagen, um sie gefügig zu machen, Pferde drangsaliert, damit sie die erwünschte Leistung bringen. Kühe, Schweine und Geflügel fristen in Massentierhaltung ein lebensunwürdiges Dasein.

Glücklicherweise findet, vor allem in den letzten Jahrzehnten, verstärkt ein Umdenken statt, auch eine Art Rückbesinnung auf die eigenen ursprünglichen Wurzeln, die auch jene der Tiere sind. Tierschutzorganisationen setzen sich für Einzelschicksale ein und versuchen, allgemein die Tierhaltung betreffend, ein Umdenken zu bewirken. Sie klären über die natürlichen Bedürfnisse auf, um Haltungsbedingungen zu verbessern. Bestimmte Gesetze betreffend den Tierschutz räumen auch diesen gegenüber dem Menschen oft als ***„niedere“*** Lebewesen betrachteten Individuen gewisse Rechte ein – auch wenn diese Rechte gemeinhin noch völlig unzureichend sind.

Auch die Veterinärmedizin hat einen hohen Stellenwert eingenommen. So gibt es mittlerweile Experten für die unterschiedlichsten Tierarten – diese Experten leiten Tierbesitzer im artgerechten Umgang mit ihrem Tier an. Tierkommunikatoren vermitteln wiederum, dass Tiere neben ihren natürlichen Instinkten eine Seele haben und dieser nahe verbunden sind, während sich Menschen von der eigenen Seele häufig völlig abgewandt haben.

Auch Menschen, die sich für das Wohl von Tieren einsetzen, tun das nicht immer uneigennützig. So tun sie es häufig aus Mitleid, weil sie sich damit gut fühlen, auch verdienen sie oft Geld damit. Das ist kaum verwerflich, sondern soll lediglich aufzeigen, dass Menschen grundsätzlich dazu neigen, einen Nutzen aus Tieren zu ziehen. Das schließt keinesfalls aus, dass sie gleichermaßen zum Wohl der Tiere handeln können.

Viele Menschen haben einen intuitiven Zugang zu Tieren und ihrem Wesen. Dennoch ist der Umgang mit Tieren immer auch persönlich geprägt, was Menschen dazu motiviert, eng mit Tieren zusammenzuleben. Diese menschliche Eigenschaft hat immer auch mit den eigenen menschlichen Bedürfnissen beziehungsweise mit einer wie auch immer gearteten Bedürfnisbefriedigung zu tun. Das ist ein wesentlicher Unterschied zu den Tieren.

Worin unterscheiden sich Mensch und Tier?

Zunächst gibt es viele Aspekte, die Mensch und Tier verbinden. Dies betrifft vor allem Säugetiere, die Menschen in vielen körperlichen Merkmalen ähneln. Menschen verpaaren sich wie Tiere untereinander und zeugen Nachwuchs. Auch benötigen Menschen gleichermaßen wie grundsätzlich jede Tierart Nahrung. Sowohl Menschen als auch Tiere werden geboren und scheiden wieder aus dem Leben. Jedes Lebewesen, ob Mensch oder Tier, ist zum Überleben auf das angewiesen, was die Erde mit der Fülle der Natur bietet. Genetisch gibt es zwischen Menschen und Tieren zahlreiche Gemeinsamkeiten. Nicht einmal der Erfindungsreichtum unterscheidet Menschen im Ansatz wesentlich von vielen Tieren, etwa von Raben, Krähen und Schimpansen: So wurde beobachtet, wie Tiere einfache Werkzeuge gezielt einsetzen, um an die gewünschte Nahrung zu kommen.

Was also rechtfertigt es, dass sich Menschen der gesamten Tierwelt als überlegen betrachten? Sie nutzen Tiere für ihre Zwecke, da diese ihnen vieles erleichtern und erst ermöglichen. Das ist nicht nur auf die Bequemlichkeit des Menschen zurückzuführen, denn tatsächlich sind Menschen den Tieren auch in vielen Fähigkeiten völlig unterlegen.

Wesentliche Unterschiede

Einige Tierarten laufen schneller und ausdauernder, als Menschen es jemals vermögen. Vögel können fliegen. Das menschliche Auge ist dem des Falken oder Adlers weit unterlegen. Der Geruchssinn eines Menschen ist wesentlich weniger ausgeprägt als der eines Hundes. Kein Mensch kann so gut schwimmen und tauchen wie eine Ente oder ein Fisch. Das Gehör vieler Tierarten ist dem der Menschen völlig überlegen – viele Tiere vernehmen Frequenzen, für die das menschliche Gehör nicht ausgestattet ist. Während Menschen recht nachtblind sind, finden sich viele Tiere in völliger Dunkelheit zurecht.

Zugvögel kennen ihren Weg ganz ohne Landkarte oder Navigationsgeräte. Ein Ameisenstaat ist funktional bis ins letzte Glied durchorganisiert, ganz ohne eigens entwickelte Pläne, Gesetze und Kontrollorgane. Ein Hund spürt, was emotional im Menschen vorgeht. Pferde sind äußerst empfindsam gegenüber der menschlichen Stimmung. Einige Tiere verfügen über angeborene regenerative Fähigkeiten - etwa die Eidechse, die ihren verlorenen Schwanz nachwachsen lässt. Es sind folglich nicht nur die körperlichen Merkmale wie die Flügel der Vögel, die Tieren zu Fähigkeiten verhelfen, die dem Menschen fehlen.

Kommunikationsfähigkeit

In der Kommunikationsfähigkeit unterscheiden sich Menschen von Tieren insbesondere durch ihren Kehlkopf, aufgrund dessen sie in der Lage sind, differenzierte Worte zu artikulieren. Unterstützt wird die Kommunikation durch Mimik und Gestik. Tiere sind oftmals in der Lage, die Bedeutung menschlicher Worte zu lernen, etwa der Hund, der Kommandos ausführt oder auch bestimmten Worten die zugehörigen Gegenstände zuordnen kann. Papageienvögel können lernen, menschliche Worte nebst der Stimme nachzuahmen, ohne deren Bedeutung zu kennen. Wohl können sie die Wörter aber situativ anwenden, indem zum Beispiel ein ***„Guten Morgen“*** ertönt, sobald ein Mensch morgens den Raum betritt.

Es gibt Hunde, die - völlig entgegen der eigenen Kommunikationsform - das Lachen ihrer Menschen nachahmen, indem sie die Lefzen hochziehen und ***„freudig grinsen“***, während das Hinterteil wackelt, als würde sich der Hund vor Lachen schütteln.

Menschen haben eine komplexe Sprache entwickelt, die, zumindest in den modernen Zivilisationen, durch strenge Regeln geprägt ist. Menschen verfügen zusätzlich über Schriftzeichen - sie sprechen ihre Sprache nicht nur, sondern sie zeichnen diese auch auf.

Aus dem Alphabet in Wort und Schrift werden Worte geformt, die sich zu Sätzen zusammenfügen lassen. Je nach Zusammensetzung und Konstruktion, erhält ein Satz so seine Bedeutung. Durch Interpunktion kann der Bedeutung nochmals eine bestimmte Richtung gegeben werden.

Damit heben sich Menschen zweifelsfrei von Tieren ab. Kinder müssen ihren Intellekt und Verstand schulen, um die komplexe Sprache in all ihren Facetten zu beherrschen. Stilistische Mittel erweitern die Möglichkeiten um weitere Nuancen. Menschen kreieren und singen Lieder, schreiben Gedichte, verfassen Bücher und fertigen Aufzeichnungen beliebiger Art an. Dazu zählen unter anderem historische Aufzeichnungen, wissenschaftliche Ausführungen, Medienberichte und der Fantasie entstammende Geschichten, verpackt in Erzählungen für Kinder und Erwachsene.

Dies erfordert enorme Kapazitäten des Gehirns. Im Laufe der Evolution hat sich das menschliche Gehirn entsprechend angepasst und im Laufe des Lebens werden die relevanten Bereiche fortlaufend beansprucht. Kinder verfügen zwar über die erforderlichen grundlegenden Anlagen, müssen aber zunächst lernen, diese zu nutzen. Die erforderlichen Schaltkreise im Gehirn entstehen erst später. Das ist sicher einer der Hauptgründe, weshalb Kinder noch wesentlich offener für Intuition sind als viele Erwachsene. Ebenso haben Behinderte oft ein feines Gespür für subtile Dinge, während sie intellektuell dem üblichen menschlichen Standard entsprechend als ***„zurückgeblieben"*** wahrgenommen werden. Den Maßstab dafür setzt die jeweilige menschliche Kultur und Gesellschaft an.

Die kommunikative Kluft zwischen Menschen und Tieren ist groß - die Sprache der einen Art ist der anderen fremd. Dennoch verfügen auch Tiere über sehr komplexe Kommunikationsfähigkeiten: Diese dienen der Verständigung untereinander sowie der Sicherung der Nahrung, der Fortpflanzung und dem Überleben. Je nach Tierart sind auch soziale Interaktionen durch kommunikative Mittel geprägt.

Die Sprache und Ausdrucksfähigkeit der Tiere ist näher am Leben als die der Menschen. Tiere benötigen keine Grammatik, keinen Duden, kein Komma, keinen Punkt und kein Fragezeichen, um sich verständlich mitzuteilen.

Kräuselt ein Wolf, ein Hund oder ein Fuchs die Nase, erklärt ihm niemand, dass das hässlich aussieht und dass ***„das Gesicht irgendwann so bleibt"***: Auch in der kommunikativen Mimik gelten unter Menschen Regeln, was erwünscht ist und was zu unterbleiben hat. Die den Tieren eigene Natürlichkeit, Direktheit und Ehrlichkeit gehen damit verloren - diese Eigenschaften werden bereits Kindern mühsam aberzogen. Demgegenüber gibt es akzeptierte Standards für die Artikulation, die Wortwahl und Stilmittel sowie entsprechende Regeln für die Mimik, die Körpersprache und die Stimmlage.

In der Tierwelt wäre ein derartiges umfangreiches Regelwerk schlicht überlebensfeindlich.

Intellekt ist das, was Menschen zum Anlass nehmen, sich als Krone der Schöpfung zu betrachten. Dabei sind Menschen kaum in der Lage, die Sprache der Tiere zu verstehen, während diese ***„niederen Geschöpfe"*** dies umgekehrt durchaus vermögen. Insbesondere Säugetiere verfügen über eine scharfe Beobachtungsgabe. Diese nutzen sie unvoreingenommen, und ohne diese wie Menschen - die durch den Intellekt gesteuert werden - zu interpretieren. Menschen dagegen bemühen aufwendige Wissenschaft und Forschung, um die Kommunikation von Tieren untereinander zu entschlüsseln, sie schaffen dafür ein dem menschlichen Intellekt begreifbares Regelwerk, um daraus wiederum etwas über das Verhalten und die Interaktionen der Tiere abzuleiten.

Bisweilen sind dazu technologische Mittel erforderlich, denn es gibt Tierarten, die sich untereinander in für Menschen unhörbaren Frequenzen verständigen.

Dies gilt etwa für Vögel, die sich erst in der Luft formieren, danach plötzlich geschlossen die Richtung wechseln, sich dabei wie auf einen geheimen Befehl umgruppieren, wobei sie dies aus einer Art - nicht messbarer - telepathischer Verständigung heraus tun. Sie kommunizieren über eine Gruppenseele.

Ein Rudel Wölfe auf der Jagd bespricht sich ebenfalls nicht vorher, wer welche Aufgabe übernimmt und wer welchen Platz einnimmt, um die Beute erfolgreich zu stellen. Jeder Wolf in der Gruppe scheint ohne weitere Verständigung - blitzschnell auf beliebige Situationen reagierend - zu wissen, wie er zu agieren hat, sodass die gesamte Gruppe harmonisch agiert und die bestmöglichen Erfolgsaussichten hat. Die künstlich entwickelten Möglichkeiten der Menschen haben also Grenzen, denn nicht alles lässt sich für den Intellekt begreifbar erforschen.

Viele Tiere dagegen sind überdies in der Lage, ganz ohne Schule und Wissenschaft zu erfassen, was im Menschen vorgeht – so, als würden sie über telepathische Antennen verfügen, die unsichtbare Signale empfangen. Kooperative, domestizierte Tierarten lernen zudem schnell, was menschlicherseits von ihnen erwartet wird, sie interagieren sogar bereitwillig und aus freien Stücken mit den Menschen. Hunde hüten die Tierherden von Menschen zuverlässig und schützen sie vor Gefahr. Sie spüren in Katastrophengebieten Verletzte auf, finden vermisste Personen, erschnüffeln Drogen, Sprengstoffe und Krankheiten, übernehmen ganz selbstverständlich für Menschen mit Handicap Aufgaben im Alltag und ermöglichen diesen damit erst ein eigenständiges Leben. Welcher Mensch wäre, allein unter Hunden, umgekehrt dazu in der Lage?

Forscher vermuten, dass Katzen durch ihr Schnurren eigene körperliche und seelische Schmerzen lindern und die Heilung von Knochenbrüchen beschleunigen können. Menschen benötigen dazu kommunikationsgestützte wissenschaftliche Erkenntnisse, Diagnosen, Medikamente, Therapien und allerlei andere Hilfsmittel.

Ein funktionierender Ameisen- oder Bienenstaat kann nur bestehen, weil jedes noch so kleine Glied seine Aufgabe im Gesamtgefüge übernimmt. Keines der Insekten diskutiert indes darüber. Es gibt hier überdies keine geschriebenen Gesetze und kein Strafgericht, keine moralischen Aspekte über die eigene Wertigkeit, keinen Befehlshaber, der das Geschehen reibungslos organisiert, keine Arbeitsanweisung, keine Ablauforganisation, keine Gehaltsverhandlungen, keine Straßenverkehrsordnung. Es geht schlicht um das Leben - alles dazu Erforderliche beherrschen Tiere völlig ohne Intellekt und ohne komplizierte rationale Regelungen und Vorgaben.

Vor Naturkatastrophen bringen sich viele wild lebende Tiere rechtzeitig in Sicherheit. Dazu benötigen sie keine Technologien, keine Nachrichtensendungen, keine Warn-App, keine Katastrophensirene. Sie spüren das nahende Ereignis und reagieren darauf. Darin sind sie den Menschen weit überlegen, sie sind in vielen Bereichen überlebensfähiger und unabhängiger. Genauso, wie sie sich anbahnende Katastrophen vorab erspüren, verständigen sie sich untereinander ohne Worte und unterstützen sich so gegenseitig dabei, sich rechtzeitig in Sicherheit zu bringen. Sie scheinen über ihre seelischen Schwingungen miteinander verbunden zu sein, was es ihnen ermöglicht, auch ohne direkte Nähe miteinander zu kommunizieren.

Zweifelsfrei heben sich Menschen durch ihren Intellekt und den rationalen Verstand von Tieren ab. Dem Leben selbst sind sie jedoch im Vergleich zu Tieren weit entfremdet, wie die genannten Beispiele veranschaulichen. In vielen Dingen sind Tiere den Menschen überlegen. Sie nutzen ihre Sinne und wenden im Leben das an, was ihnen ihr ureigenes Wesen mitgibt. Sie sind auf intensive Weise mit dem eigenen Leben und dem Leben um sie herum verbunden, auf eine Weise, die modernen Menschen völlig fremd ist. Sie sind ***heil***. Deshalb sind sie in der Lage, auch den Menschen Heil zu bringen, diesen deren Entfremdung zum Leben aufzuzeigen, sowie zu helfen, den inneren Zwiespalt zu überbrücken, den Intellekt und Ratio geschaffen haben.

Überlegenheit des Menschen - Fluch oder Segen?

Evolutionär heben sich Menschen in mehrfacher Hinsicht deutlich von Tieren ab. Neben der Fähigkeit zur artikulierten Kommunikation mit strengen Regeln und einem Regelwerk wie dem Duden sowie der entwickelten zugehörigen Schrift haben Menschen gelernt, ihre Unzulänglichkeiten vermeintlich zu kompensieren.

Sie können nicht fliegen, also bauen sie Flugmaschinen, die es können. Sie sind nicht die schnellsten Wesen auf Erden, also bauen sie schnelle Fahrzeuge. Ihnen fehlt die Stärke, Beute mit den gegebenen Mitteln zu jagen und zu erlegen, also bauen sie Waffen, die es können. Sie können sich nicht beliebig auf und unter Wasser fortbewegen, also bauen sie Schiffe, Tauchglocken und U-Boote, die es können.

Ihre Sehfähigkeit ist in nah und fern eingeschränkt, also bauen sie Mikroskope und Teleskope mit entsprechenden Linsen. Sie können nicht alle Farb- und Akustikfrequenzen wahrnehmen, also bauen sie Geräte, die Unhörbares und Unsichtbares messen und die Schwingungen übermitteln. Sie haben nicht die Zähne der Biber, also bauen sie Äxte und Sägen, die dicke Hölzer zerkleinern.

Mit Maschinen bauen sie kleine und große Häuser nach den unterschiedlichsten architektonischen Plänen. Sie haben die Statikgesetze erforscht und richten ihre Bauwerke danach aus.

Sie bauen Wege, Straßen und Brücken, um unwegsames Gelände bequem passierbar zu machen. Sie betonieren die Erde, um Parkplätze, Einkaufs-, Gewerbe-, Freizeit- und Erholungsgebiete zu schaffen.

Das Weltall haben die Raumschiffe der Menschen längst erobert. Messstationen liefern Daten zur Wettervorhersage - Erdbeben und Vulkanausbrüche werden durch technische Gerätschaften (meist) vorhersehbar. Die Gezeiten der Meere werden ebenso wie die Mondphasen vorausberechnet und ein Kalender bestimmt neben der Uhrzeit das Leben bis in den detaillierten Tagesablauf hinein. Menschen können mit modernen Medikamenten und dem Fortschritt der Medizin allgemein viele Leiden lindern, viele Krankheiten heilen und so das Leben maßgeblich verlängern.

Dadurch existiert eine enorme Kluft zwischen Menschen und Tieren. Krähen sind beispielsweise in der Lage, einfache Werkzeuge zu nutzen, um an Futter zu kommen, indem sie sich entsprechende Hilfsmittel aus der Natur zusammensuchen und diese geschickt anwenden. Doch an den Erfindungsreichtum und die Fähigkeit von Menschen, für jeden beliebigen Zweck ein Gerät oder eine Maschine zu entwickeln, kommen sie bei Weitem nicht heran.

Das menschliche Motto lautet: ***„Kann ich etwas nicht selbst, entwickle ich etwas, das es kann."***

Letztendlich führt das dazu, dass Menschen in gewissen Bereichen kaum mehr eigene Fähigkeiten anwenden müssen, sich kaum noch anstrengen müssen. Sie haben sich in eine bequeme Komfortzone manövriert. Ausnahmen bilden hier lediglich einige wenige naturverbundene Völker, die noch eigene Kraftanstrengungen aufwenden müssen, um zu jagen, und die ihr Leben riskieren, um zu überleben. Diese Menschen leben indes im Einklang mit ihrer Umgebung, den natürlichen Gegebenheiten und der Tierwelt.

Sind diese herausragenden Fähigkeiten und Errungenschaften der modernen Zeit nun Fluch oder Segen für die Menschheit? Sicher erleichtern diese viele Bereiche im Leben der Menschen und das ist völlig legitim. Auch Wölfe wenden nur so viel Energie auf, wie es zum Überleben erforderlich ist. Krähen nutzen Werkzeuge, um sich die Nahrungsbeschaffung einfacher zu machen. Auch Affen können sich sehr erfinderisch zeigen, um an ein Ziel zu gelangen.

Im Hinblick auf die Menschheit sind durch den geschaffenen Lebensstandard allerdings auch bestimmte Fähigkeiten abhandengekommen. Je mehr Menschen sich auf Gerätschaften verlassen, umso weniger müssen sie die eigenen Sinne einsetzen. Natürliche Instinkte, ureigene Wesenszüge und Veranlagungen sind im Laufe der Zeit immer bedeutungsloser geworden. Menschen haben sich von ihren eigenen Erfindungen und Entwicklungen abhängig gemacht. Intuition und Empathie sind verkümmert. Das intensive Erleben der Natur ist verdrängt worden durch den Anspruch, sich die Natur gefügig zu machen.

Menschen möchten bestimmen, was wachsen darf und wo es das darf. Die Flora wird in gute und schlechte Pflanzen unterteilt, der Boden wird ausgelaugt durch eine Form des Anbaus, die mehr dem Kommerz als der Nahrungssicherung dient.

Ebenso wird mit Tieren aller Art verfahren. Sie müssen dem Menschen nützen – andernfalls sind sie lästig, überflüssig, nutzlos. Tiere, die dem Menschen Vorteile bringen, werden vom Menschen oft eigennützig, ihrer Natur und ihrem Wesen völlig widersprechend, derart gehalten, dass sie den größtmöglichen Nutzen oder Ertrag für den Menschen bringen.

Menschen haben sich der Natur in all ihren Facetten völlig entfremdet. Sie zerstören natürliche Lebensräume und drängen das eigentliche Leben der Erde immer mehr zurück – um sich vermeintliche Vorteile zu schaffen. Infolgedessen haben sich die Menschen auch ihrer eigenen Natur, ihrer eigenen erdverbundenen Ursprünglichkeit, entfremdet.

Das führt zwangsläufig zu Identifikationsproblemen. Der eigene Lebenssinn ist in Vergessenheit geraten. Der viel gepriesene Intellekt gab den Menschen den Antrieb, den gegangenen Weg einzuschlagen, und nun ist ausgerechnet er es, der die dadurch verlorene Sinnhaftigkeit sucht.

Als Folge wurden neue Werte definiert. Die unvoreingenommene Anerkennung des eigenen Seins, des eigenen Inneren, ist verloren gegangen und wird nun im Außen gesucht, zwischen all den geschaffenen materiellen Dingen, die das Leben bestimmen. Menschen streben nach sozialer Anerkennung, nach beruflicher Bestätigung, nach Macht und Reichtum. Sie erkennen nicht mehr den eigentlichen Reichtum, der ihnen innewohnt, sondern sie streben nach Geld, Prestigeobjekten, und nach noch mehr Objekten, die im Leben irgendeinen Zweck erfüllen könnten. Sie möchten gesellschaftlich integriert und anerkannt sein und beruflichen Erfolg haben.

Menschen definieren sich über ihre Kleidung, ihre Frisur, ihren Familienstand, ihren Beruf, ihr Einkommen, ihre Religion, ihr Alter, ihre Nationalität, ihren Gesundheitszustand, über Schul- und Ausbildungszeugnisse, den Freundeskreis, Hobbys und vieles mehr, was in der Welt der Tiere völlig irrelevant ist.

Mit dem Streben nach äußeren Werten geht auch eine Verlustangst einher, die weit über natürliche Ängste hinaus geht. Menschen neigen dazu, einen gewonnenen Status und erworbene Werte erhalten zu wollen oder aber sie dürsten nach noch mehr, um dem Leben noch mehr vermeintlichen Sinn zu geben. Tiere kämpfen lediglich für die Sicherung von Ressourcen sowie zur Lebenserhaltung. Den Tod betrachten sie dennoch als ebenso natürlich wie das Leben, denn er ist Teil des gesamten irdischen Zyklus, von Werden und Vergehen. Tiere streben nicht nach gesundheitlicher Perfektion - ein verletztes Bein darf zum Humpeln führen. Tiere nehmen Solches als gegeben hin. Der Kampf ums Überleben bei Tieren ist keineswegs gleichzusetzen mit lebensverlängernden Maßnahmen, wie Menschen sie anstreben. Tiere versuchen nicht, dem Tod grundsätzlich zu entfliehen, sie streben nicht danach, die Natur zu überlisten.

Diese Einstellung ist auf das Heil-Sein zurückzuführen. Tief im Inneren mit der Natur und den Gesetzen der Erde verbunden, wissen Tiere, dass sie nur ein kleiner Teil des Ganzen sind, sie fühlen sich deshalb aber nicht minderwertig. Sie sind Lebewesen in einem lebendigen System. Beachten Sie, dass dieses lebendige System auch den Tod umfasst. Lebewesen werden geboren und Lebewesen sterben. Das natürliche Gleichgewicht bleibt immer erhalten oder reguliert sich selbst.

Eingriffe durch Menschen haben dieses Gleichgewicht empfindlich gestört. Erst dies führt bei einigen Tierarten zu Überpopulationen, aufgrunddessen Krankheiten ausbrechen, die den Bestand wieder regulieren.

Tiere tendieren dazu, immer so viel Nachwuchs zu zeugen, dass der Arterhalt gewährleistet wird. Jagende Tiere greifen sich stets die schwächsten Beutetiere, nicht wie Menschen, die stattlichsten.

Menschen begünstigen mit ihrer Art zu jagen eine insgesamt geschwächte Population - denn wenn kräftige, gesunde Tiere der Natur entnommen werden, können sich nur die schwächeren Tiere vermehren. Wird zu viel Bestand entnommen, regt das eine übermäßige Vermehrung an, um die Bestandsstärke wieder herzustellen. Ebenso neigt eine durch menschliche Eingriffe konstitutionell geschwächte Population dazu, mehr Nachwuchs zu zeugen, da bei schwächeren Nachkommen auch die Überlebenschancen sinken. Vermehren sich dagegen die kräftigsten und gesündesten Tiere, ist tendenziell auch eine gesündere und überlebensfähigere Nachkommenschaft zu erwarten.

Indem Menschen die Natur aus dem Gleichgewicht bringen, bescheren sie ihr und jeglichem Leben folglich lebensfeindlichere Umstände. Dessen ungeachtet strebt die Natur und mit ihr die Tiere weiterhin stets einen in sich selbst harmonischen Zustand an.

Dieses Streben nach Einklang und nach einem natürlichem Gleichgewicht ist dem Großteil der Menschheit inzwischen ebenso entfremdet wie der Sinn des Lebens und der eigene Wesenskern. Das Bedürfnis, immer neue intellektuelle Fortschritte zu erzielen, oberflächlich gesteuerte Gelüste zu befriedigen und sich als Herrscher über die vermeintlich niederen Lebensformen des Pflanzen- und Tierreiches aufzuspielen, führt zu immer extremeren Unheil-Sein des Menschen.

Tiere zeigen Menschen indes den Weg zum Heil-Sein auf und im Zusammenleben mit Menschen vermögen sie noch vieles mehr in zahlreichen Aspekten anzustoßen, was die körperliche, seelische und geistige Heilung fördert.

Menschen unterscheiden sich also tatsächlich wesentlich von den Tieren: In ***„wesentlich“*** ist der Begriff ***„Wesen“*** enthalten, was auf die Essenz dieses Unterschiedes hinweist.

Menschen selbst sind in ihrem Wesenskern den Tieren keinesfalls überlegen, sondern sie sind wie Tiere Lebewesen, aus der irdischen Natur hervorgegangen und Teil dieses Lebenssystems. Sie verfügen jedoch über die Fähigkeit, über ihr keinesfalls überlegenes Wesen hinwegzutäuschen, indem sie Gerätschaften entwickeln, die all das können und leisten, was Menschen an sich verwehrt ist. Der Mensch als Wesen ist trotz der Entwicklung von Flugzeugen den Vögeln im Flug unterlegen, ebenso den Fischen bei der Fortbewegung im Wasser, auch erreicht er nicht die Jagdfähigkeiten vieler Raubtiere.

Auch muss er - allen innovativen medizinischen Errungenschaften zum Trotz - eines Tages sterben, wie alle Lebewesen der Erde.

Menschen kennen Eigenschaften und Eigenarten wie Mitleid, Habgier, Geiz, Neid, Machtstreben, Egoismus, Egozentrik, Anteilnahme, Hilfsbereitschaft, Leidenschaft, Verliebtheit, Sadismus, Sarkasmus, Friedens- oder Gewaltambitionen.

Sie besitzen die Freiheit, über ihren Weg zu entscheiden, mit dem Leben im Einklang zu agieren oder aber ihre Fähigkeiten auf Kosten des Lebens, in lebensfeindlicher Weise, einzusetzen. Sie können produktiv und konstruktiv oder zerstörerisch handeln. Sie können sich zum Wohl der Natur und der Tierwelt einsetzen oder die eigene ebenso wie die Lebensgrundlage aller anderen Wesen schädigen. Sie entscheiden selbst, welche Werte sie schätzen und anstreben. Sie können sich auf sich selbst besinnen oder ihr Glück und Heil in der Technisierung und Mechanisierung suchen, die sie selbst erschaffen haben und die sie von anderem Leben so deutlich abhebt.

Glücklich sind die Tiere, die nicht vor einer solchen Wahl stehen.

Die Werteverschiebung des Menschen - weg vom eigenen Inneren und der Essenz des Lebens an sich, hin zu Dingen im Außen, die einer selbst kreierten, naturfremden Weltanschauung entstammen - gleicht einer Abspaltung der Menschen von allem Existierenden: Nicht Menschen haben die Erde, die Natur und sich selbst erschaffen. Sich dennoch als höherwertige Wesen zu erachten, die über all das weitere Leben und Sterben um sie herum entscheiden dürfen, mutet krankhaft an. Die menschliche Weltanschauung ist häufig mehr Schein als Sein, sie verursacht Leid und Leiden, sie stört ein ausgeklügeltes natürliches Gleichgewicht, sie bringt Krankheit in die Natur und zu anderen Lebewesen.

Die illusorischen menschlichen Werte und die wirklich großartigen Erfindungen und Entwicklungen sind sicher als Segen zu betrachten, allerdings nur in begrenztem Rahmen und ohne Weitblick. Die Abspaltung von der Natur, das Erheben über diese, macht Menschen keineswegs überlebensfähiger. Der Anpassungsfähigste überlebt, das wusste schon Darwin. Und in dieser Anpassungsfähigkeit sind selbst zahlreiche Mikroorganismen dem Menschen haushoch überlegen. Auch viele höher entwickelte Tiere zeichnen sich durch enorme Flexibilität und Anpassungsfähigkeit aus. Das beste Beispiel sind jene Tiere, die trotz all der widrigen Umstände den Spagat zwischen ihren Instinkten und den Anforderungen und Werten in menschlicher Gesellschaft schaffen.

Wie Tiere den Menschen helfen

Tiere sind für Menschen die anschauliche Verbindung zum Leben und zur Essenz des Seins. Sie sind ein Verbindungsglied zur unverfälschten, ursprünglichen Natur und auch zum Wesenskern jedes einzelnen Menschen selbst, der denselben Ursprung wie die Tierwelt hat. Sie spiegeln den Menschen das ***Heil-Sein*** in sich selbst. Sie verkörpern eine ungeschminkte Wahrheit, denn Falschheit und falsche Ideale kennen sie nicht. In all ihren Facetten spiegeln sie das, wonach sich jeder Mensch im Inneren, verborgen unter all den Verpflichtungen und Prioritäten des Alltags, sehnt: Die Anerkennung der Sinnhaftigkeit und Wertigkeit des eigenen Wesens.

Dies strahlen Tiere aus und jeder Mensch kann diese Energie spüren, empfangen, in sich aufnehmen. Die Verbundenheit mit dem eigenen Ursprung, der Essenz des Lebens und dem ureigenen innersten Wesen, geht mit einer sehr reinen Energie einher.

Sie fühlt sich wie eine Form von inniger, tiefer Liebe an, die durch nichts erschüttert werden kann. Jede Tierart strahlt dies in einer anderen Frequenz aus, die dem eigenen Wesen und der eigenen Seelenschwingung entspricht. Dies zu erspüren, ist erfüllend, denn es schwingt eine Unvoreingenommenheit mit, die Menschen im Umgang miteinander abhandengekommen ist. Es ist eine Form von innerem Reichtum, den Tiere den Menschen schenken, sofern das Geschenk angenommen wird: Jedem steht es selbstverständlich frei, sich dem zu verschließen. Wer sich aber öffnet, darf die intensive heilende Wirkung dessen erfahren, was die Verbindung zum eigenen Wesenskern und der Essenz des Seins mitbringt.

Das ist kaum vergleichbar mit einem Medikament, das Linderung oder Genesung bei einer Erkältung oder bei sonstiger Erkrankung bewirkt. Hier geht es um die Seele.

In der menschlichen Wahrnehmung ist diese weitgehend von der eigenen Existenz abgekoppelt, doch ist es gerade die Seele, die sich in Emotionen äußert, die maßgeblich über das Empfinden und Befinden entscheiden: Die Seele ist der Motor bei der Suche nach Sinnhaftigkeit, beim Streben nach Anerkennung und Erfolg, bei der Sehnsucht nach Liebe und Geborgenheit, beim Wunsch nach einem Gefühl der Zufriedenheit und Erfüllung. Menschen suchen all dies üblicherweise im Außen statt in sich selbst. Tiere bringen in sich selbst und aus sich selbst heraus mit, was Menschen fehlt, weshalb diese nicht heil sind.

Das mag für manch einen Leser abstrakt klingen, ist es doch nichts Greifbares, nichts Messbares, was sich auf seelischer Ebene abspielt. Diese allumfassende Darstellung beinhaltet jedoch den Grund, weshalb auch Tiere im Alltag, im Zusammenleben mit Menschen, heilsam wirken können. Dazu gibt es Untersuchungen, Forschungen und eigene Erlebnisse Betroffener, die wesentlich nachvollziehbarer sind und im Kleinen aufzeigen, was hier beschrieben wird.

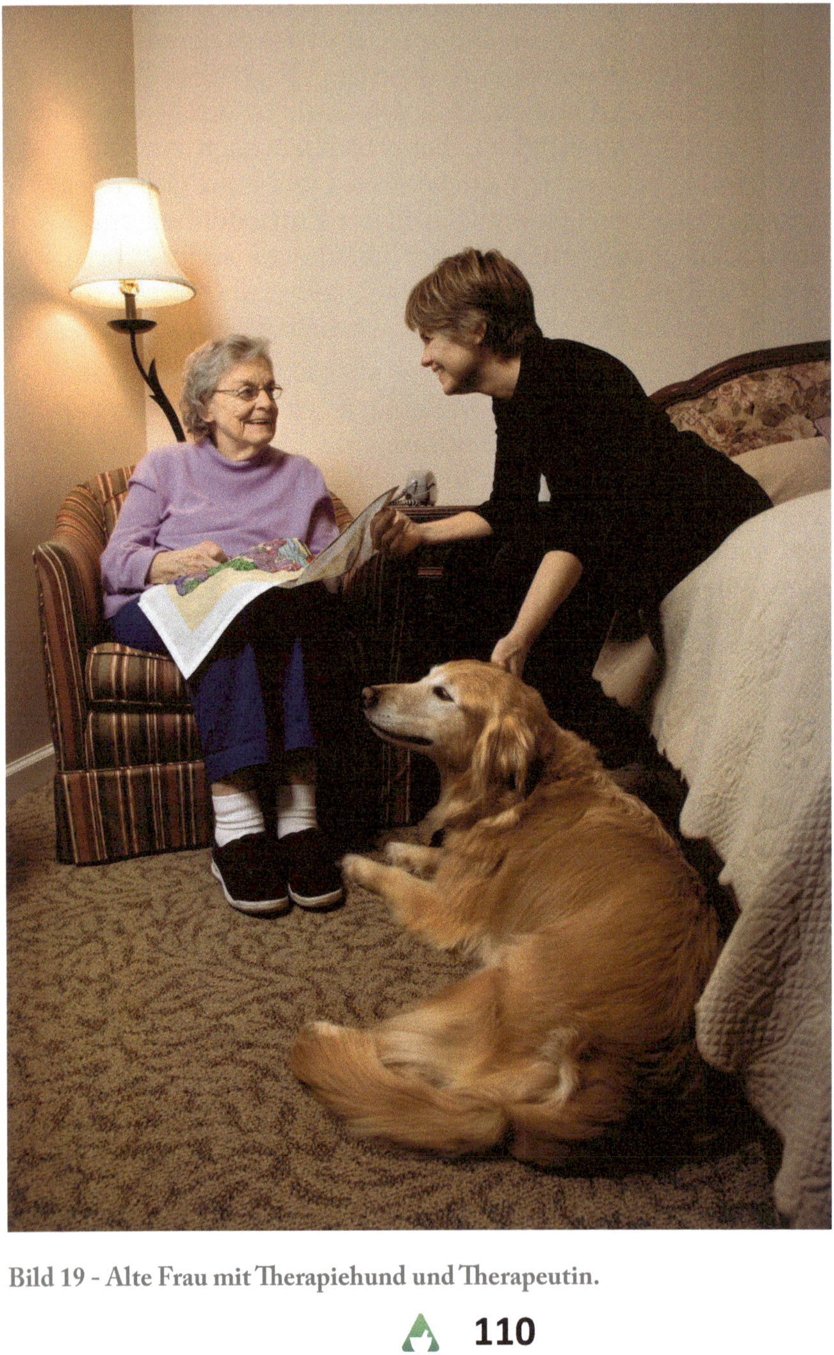

Bild 19 - Alte Frau mit Therapiehund und Therapeutin.

Positive Effekte von Haustieren

Ein Haustier ist immer da, es streitet nicht, stört sich nicht an Falten, Pickeln, dunklen Augenringen, Misserfolgen. Es wertet und urteilt nicht, sondern ist völlig unvoreingenommen. Allein das ist für Menschen eine Wohltat, da diese im Leben zahlreichen Ansprüchen genügen müssen - oder das Gefühl haben, es zu müssen.

Natürlich haben auch Haustiere Ansprüche und Katzen können sehr wohl sehr eigen sein, Hunde sind dagegen sehr diskutierfreudig. Dennoch nehmen sie den Menschen so, wie er ist - sie erwarten keine gekünstelten Benimm-Regeln, keine gute Miene zu unliebsamen Angelegenheiten, kein freundliches Lächeln, wenn ihnen nicht danach ist, keine Leistung und keine Erfüllung gesellschaftlicher Normen.

Geliebte Haustiere werden umsorgt, was auch dem Menschen guttut. Menschen bauen eine Bindung zu ihnen auf, reden mit ihnen, können all ihre Sorgen bei ihnen loswerden.

Das Umsorgen, Streicheln und Kuscheln führt zur Ausschüttung des sogenannten Bindungs- oder Kuschelhormons Oxytocin. Dieses lindert Anspannung, Stress und Ängste. Haustiere bieten eine willkommene Ablenkung von den Sorgen und Anforderungen des Alltags. Gedankenkreisen und gestresste Nerven beruhigen sich, angenehme Emotionen kommen auf, die Ausschüttung von Stresshormonen wird reduziert. Somit tragen Tiere zur Beruhigung und zum allgemeinen Wohlbefinden bei, sie bieten einen Ausgleich und sind Seelentröster.

Allgemein ist bekannt, dass der liebevolle Umgang und Kontakt mit Haustieren, insbesondere das Streicheln, zur Senkung des Blutdrucks und der Herzfrequenz beitragen kann. Beim vibrierenden Schnurren einer Katze sind entspannende körperliche Effekte recht schnell spürbar. Die spezielle Frequenz trägt vermutlich zur vermehrten Produktion des Glückshormons Serotonin bei. Dies ist wiederum auch eine wichtige Voraussetzung für die Ausschüttung von Melatonin - dem Schlafhormon, das wichtig für die nächtliche Erholungsphase von Körper und Seele ist.

Die Anwesenheit von Haustieren kann einem Gefühl der Einsamkeit entgegenwirken. Da Tiere auf die Versorgung durch den Menschen angewiesen sind, wirkt das dem Empfinden von Wertlosigkeit entgegen, das sich hin und wieder einstellt, wenn der Erfolgs- und Leistungsdruck im Alltag zu stark wird, weiter nach einem Misserfolg oder wenn es an Anerkennung durch die Mitmenschen mangelt.

Kinder wachsen in einer Ellenbogengesellschaft auf. Der Umgang mit Haustieren lehrt sie dagegen Werte wie Verantwortungsbewusstsein, Rücksichtnahme und Einfühlungsvermögen. Sie lernen, andere Lebewesen zu schätzen und ebenso, dass diese spezielle Bedürfnisse haben. Haustiere sind sowohl bei Kindern als auch bei Erwachsenen ein beliebtes Gesprächsthema: Schnell ist das Eis zu fremden Menschen gebrochen, wenn Tierbesitzer aufeinandertreffen. Sehr deutlich wird das im Wartezimmer beim Tierarzt, aber auch in der Nachbarschaft, im Kindergarten, in der Schule und am Arbeitsplatz: Das Thema Haustier kann schnell das Eis brechen.

Unterschiedliche Tierarten

Hund und Katze zählen zu den beliebtesten Haustieren. Daneben werden Kleintiere wie Nager und Vögel gehalten. Auch Reptilien, Fische oder auch Insekten sind in vielen Haushalten anzutreffen. Pferde, Esel, Ziegen, Schafe und Kühe leben zwar üblicherweise nicht mit ihren Menschen in der Wohnung, sie leben aber ebenfalls unter menschlicher Obhut.

Positive Effekte kann der Umgang mit allen Tieren haben. Wer sich eine Schlange, eine Schildkröte, Fische oder Vogelspinnen hält, ahmt für diese in einem kleinen Biotop deren natürlichen Lebensraum nach und schafft auf diese Weise einen Naturbereich in den eigenen vier Wänden. Diese Exoten sind zwar weniger Kuscheltiere, schaffen aber dennoch einen gesunden Ausgleich zu den Angelegenheiten des Alltags. Es ist faszinierend, diese zu beobachten, was genauso beruhigende Effekte haben kann wie das Streicheln eines Tieres.

Die Eigenständigkeit einer Katze macht es zu etwas Besonderem, wenn sie ihre Zuneigung ausdrückt, indem sie den körperlichen Kontakt zu Ihnen sucht. Das intensive Schnurren und Genießen der Streicheleinheiten überträgt sich positiv auf die Stimmung des Menschen. Katzen können jedoch auch ihre Krallen ausfahren und lehren ihre Menschen, dass diese das ebenfalls dürfen, wenn die Situation es gebietet. Katzen zeigen im Spiel ihre Ausgelassenheit und sind bis auf wenige Ausnahmen reine Freigeister, freuen sich aber auch über einen kuscheligen Platz in der Wohnung, an dem sie sich geborgen fühlen dürfen. ***„Alles zu seiner Zeit“*** ist das Motto einer Katze, und bei allem, was sie tut, ist sie mit Leib und Seele dabei.

So spiegelt sie unterdrückte menschliche Bedürfnisse, denn auch Menschen fühlen sich gerne frei, möchten auch mal ausgelassen sein, ohne darüber nachdenken zu müssen, was andere von ihnen denken. Sie möchten im übertragenen Sinne ihre Krallen ausfahren, um die eigenen Grenzen aufzuzeigen. Allein die Tatsache, dass Katzen dies vorleben, kann Balsam für die eigene Seele sein.

Hinzu gesellen sich die positiven gesundheitlichen Begleiterscheinungen: Schon beim Anblick der Katze kann Menschen das Herz aufgehen. Eine enge Bindung und Kuscheleinheiten stabilisieren das gesamte Herz-Kreislauf-System und selbst Stoffwechselvorgänge im Gehirn werden derart beeinflusst, dass emotionale Aufgewühltheit, Erregungszustände und Gefühle von Stress gedämpft werden.

Mit Vögeln im Haushalt wird es kaum langweilig. Je nach Art trällern oder plappern sie munter, einige antworten ihren Menschen auch, wenn sie angesprochen werden. Bei artgerechter Haltung zeigen sie die Leichtigkeit des Seins, wenn sie umherfliegen. Insbesondere Sittiche sind äußerst gesellige und sozial orientierte Tiere, die sich gegenseitig putzen und bisweilen richtig verspielt sind. Auch sie spiegeln mit ihrem Wesen und ihrer Art verborgene Bedürfnisse und Wünsche vieler Menschen. Deshalb kann das Beobachten dieser Haustiere und das Lauschen des munteren Zwitscherns ebenso Balsam für die Seele sein wie das Zusammenleben mit einer Katze.

Pferde sind Fluchttiere und haben ein sehr feines Gespür für das zweibeinige Gegenüber. Das Vertrauen eines Pferdes zu gewinnen, bedeutet gleichermaßen eine innige Freundschaft. Es liegt jedoch nicht im Wesen dieser Tiere mit den sanften Augen, sich dem menschlichen Willen zu fügen, den Reiter die Richtung vorgeben zu lassen, selbst in unruhiger Umgebung Ruhe zu bewahren oder gar ***„einfach so“*** mit einer sie antreibenden Last auf dem Rücken über Hindernisse zu springen. Die Kooperationsbereitschaft eines Pferdes ist daher etwas Einzigartiges.

Mehrere Pferde gemeinsam auf der Koppel zu beobachten, zeigt das eigentliche Wesen und ihre sozialen Interaktionen. Nach wie vor schlummert auch in domestizierten Pferden etwas Ursprüngliches, etwas wild Anmutendes, das sie im Umgang miteinander zum Ausdruck bringen. Sie nehmen ihre Umgebung aufmerksam wahr, können sich sehr sanftmütig zeigen, aber auch schreckhaft und scheu. Ihre Feinfühligkeit ist etwas, was Menschen untereinander oft vermissen.

Eine derartige Scheu würde unter Menschen als Schwäche ausgelegt und wird daher selten frei ausgelebt. Vertrauen birgt unter Menschen immer auch das Risiko einer Enttäuschung.

Bei einem guten Verhältnis zwischen Mensch und Pferd müssen hingegen etwa beim Ausritt beide Parteien einander innig vertrauen. Dieses Vertrauen müssen sich beide erarbeiten. Der Lohn ist eine Freundschaft fürs Leben, bei der das Pferd sich sogar auf Dinge einlässt, die an sich widernatürlich sind. Die Freundschaft zu einem Pferd kann die Psyche und das Selbstwertgefühl ungemein stärken. Die Bewegung an der frischen Luft und gemeinsame Aktivitäten wirken sich positiv auf die gesundheitliche Konstitution aus. Die Pflege eines Pferdes geht mit körperlichem Kontakt einher, was wiederum Stress reduzierend wirkt.

Schafe veranschaulichen, wie das Leben in der Herde Sicherheit vermittelt. Sie zeigen eine spezielle Gruppendynamik. Damit spiegeln sie soziale Komponenten des Menschen, der sich in einer Gruppe Gleichgesinnter wohl, anerkannt und geborgen fühlt.

Schafe als Herdentiere weisen darauf hin, dass das Ego auch mal hinten anstehen kann, dass man sich nicht um Beachtung und Anerkennung heischend in den Vordergrund drängen muss. Schafe sind ruhige, angenehme Zeitgenossen, die dennoch rabiat werden können, wenn es etwa darum geht, ein Jungtier zu verteidigen. An Menschen müssen sie sich gewöhnen, können ihre Scheu dann völlig ablegen, werden aber selten zu Kuscheltieren. Ähnlich verhält es sich mit Kühen und Ziegen, wobei Ziegen mit ihren Hörnern deutlich Grenzen aufzeigen können. Kühe sind im sozialen Verband äußerst wehrhaft und zeigen sich unerschrocken, selbst bei einer Bedrohung durch einen (einzelnen) Wolf. Gemeinsam schlagen sie ihn schnell in die Flucht. Nicht nur Kinder können im Umgang mit derartigen Tieren viel lernen, sind sie doch keineswegs so zugänglich wie Hunde oder kuschelige Kleintiere.

Schafe und Ziegen, die den Umgang mit Menschen gewohnt sind, lassen sich sehr wohl auch mal streicheln, sind aber auch recht deutlich, wenn es ihnen reicht, wenn sich jemand zu ungestüm nähert oder sie zu sehr bedrängt werden. Gerade das macht den näheren Kontakt zu ihnen besonders, denn Menschen erfahren dadurch eine Wertschätzung ihrer behutsamen Annäherung. Ansonsten dürfen Sie sich auch im Umgang mit Weidetieren an den nunmehr bekannten positiven gesundheitlichen Effekten erfreuen. Wie ausgeprägt diese sind, hängt sicher vor allem von der Intensität und Regelmäßigkeit der Begegnung ab.

Esel sind seltener als andere Tiere in menschlicher Obhut anzutreffen. Für sie gilt mehr noch als etwa bei Pferden, dass sich ein Mensch das Vertrauen erst verdienen muss.

Esel wirken oft ein wenig eigenbrötlerisch. Sie sind zwar neugierig, aber auch ausgezeichnete Beobachter und gehen mit Bedacht vor.

Voreilige Entscheidungen treffen sie nicht, sondern wägen das Für und Wider sorgfältig ab. Sie spiegeln dem Menschen eine einzigartige Charakterstärke und Souveränität sich selbst gegenüber. Lassen sich die Langohren auf etwas ein, erweisen sie sich als zäh und ausdauernd. Dabei zeigen sie weder Hast noch Eile, sondern setzen mit stoischer Ruhe ihren Weg fort. Widerstrebt es ihnen aber aus irgendeinem Grund, zu kooperieren, helfen in der Regel keine Bestechungsversuche und Überredungskünste, dann verweigern sie hartnäckig. Auf diese Weise leben sie den Menschen ein gesundes Selbstbewusstsein vor, das Verlassen auf die eigene Wahrnehmungs- und Urteilsfähigkeit, ein ***„sich nicht für andere verbiegen"***, den Mut, auch mal gegen den Strom zu schwimmen, für die eigenen Werte einzustehen.

Der Umgang mit einem Esel erfordert von Menschen ein feinfühliges Fingerspitzengefühl und die Anerkennung des eigenen Charakters der Tiere, eines eigenen, eisernen Willens und des guten Urteilsvermögens der Tiere. Im Zweifel kann es ratsam sein, einem Esel zu vertrauen, denn er wird stichhaltige Gründe haben, wenn er die Kooperation verweigert. Umso wertvoller ist die Erfahrung, wenn er engeren Kontakt zulässt. ***In der Ruhe liegt die Kraft*** - das vermittelt ein Esel deutlich und diese innere Stabilität und Stärke überträgt sich auf den Menschen, sofern dieser sich dem Tier öffnet, auf es eingeht.

Hunde als Haustiere

Hunde haben ein gesondertes Kapitel verdient, sind sie doch äußerst vielseitige Begleiter in allen Lebenslagen. Es gibt kein anderes Haustier, das sich derart anpassungsfähig im Zusammenleben mit Menschen zeigt und in der Lage ist, eine derart enge Bindung einzugehen. Als Begleiter durch die unterschiedlichsten Lebenssituationen sind physische und psychische Effekte auf den Menschen breit gefächert und weisen zahlreiche Facetten auf.

Bei Hunden ist es vor allem die Aufgeschlossenheit und unerschütterliche Treue seinem Menschen gegenüber. Ein Blick in die Augen des eigenen Hundes zeigt dies und weiter auch seine grenzenlose, bedingungslose Liebe. Nach ihr sehnen sich so viele Menschen und finden sie allzu selten in dieser ausgeprägten, reinen Form bei einem anderen Menschen. Hunde freuen sich, wenn ihr Mensch nach Hause kommt, sie freuen sich über einen Spaziergang, sie freuen sich über Streicheleinheiten, sie sind geduldige Zuhörer. Sie trösten, wenn sie Trauer spüren, und scheinen jegliche Regung ihres Menschen in sich aufzunehmen und zu verstehen.

Natürlich gibt es rassespezifische Veranlagungen und individuelle Charaktere unter Hunden, weshalb sich nicht alles pauschalisieren lässt. Nicht alle Hunde sind gleich kooperativ, einige verfolgen durchaus gerne eigene Ziele, andere sind zur Eigenständigkeit gezüchtet, nicht alle sind Fremden gegenüber aufgeschlossen und es gibt ruhigere Zeitgenossen, die sich eher leise als überschwänglich freuen. Trotzdem gestaltet sich das Zusammenleben mit einem Hund in der Regel besonders intensiv und es kann eine besonders enge Bindung zwischen Mensch und Hund entstehen, bei der sich beide in- und auswendig kennen und sich ohne Worte zu verstehen scheinen.

Entsprechend hoch ist die Oxytocin-Ausschüttung bei der Interaktion mit einem Hund. Seine Anwesenheit kann schon ausreichen, um den Stresslevel zu senken und wahre Glücksgefühle hervorzurufen. Zuneigung, ein Zusammengehörigkeitsgefühl und eine innige Verbundenheit zum Hund können Kettenreaktionen im menschlichen Körper auslösen, die das allgemeine Wohlbefinden nachhaltig steigern.

Hundebesitzer fühlen sich selten einsam, haben sie doch immer Gesellschaft. Wer mit einem Hund zusammenlebt, muss regelmäßig nach draußen an die frische Luft und bewegt sich körperlich. Die täglichen Spaziergänge bei Wind und Wetter stärken das Immunsystem, sie stabilisieren weiter den Bewegungsapparat und kommen dem Herz-Kreislauf-System zugute. Antriebslosigkeit und Krankheiten werden mit einem Hund als Haustier oft schneller überwunden: Denn der Mensch lässt sich weniger von Sorgen und Wehwehchen beherrschen, da der Hund nun mal raus muss.

Sind Sie regelmäßig mit Ihrem Hund unterwegs, kommen Sie an lockeren sozialen Kontakten kaum vorbei - schnell sind Hundebesitzer im Gespräch und tauschen sich über ihre Tiere aus. Aus gelegentlichen lockeren Begegnungen können intensive Hunde- und Menschenfreundschaften mit regelmäßigen gemeinsamen Unternehmungen entstehen. Gelegentlich werden Hundehalter auch von Nicht-Hundehaltern angesprochen, vielleicht, weil der Hund besonders niedlich aussieht, besonders freundlich ist oder sich vorbildlich verhält. Ebenso kann es aus unterschiedlichen Gründen zu Konflikten kommen - auch solche zählen zu sozialen Interaktionen.

Soziale Vereinsamung und Ausgrenzung ist im Zusammenleben mit einem Hund selten, wenn ein Mensch solches nicht gezielt anstrebt. Doch selbst ein zurückgezogen lebender Mensch empfindet aufgrund der Anwesenheit des Hundes weniger Einsamkeit. Hunde können dazu beitragen, dass ein Mensch weniger in Depressionen versinkt oder die Tiere erleichtern den Weg aus der Depression: Sie geben ihren Menschen Zuwendung, körperliche Nähe und Aufmerksamkeit, freuen sich über viele Kleinigkeiten im Zusammenleben, was das Selbstwertgefühl verbessern kann. Die äußerst sozial veranlagten Wesen übertragen unter Umständen auch ihre soziale Kompetenz auf den Menschen, indem sie diese vorleben. Menschen haben ein Lebewesen um sich herum, für das sie Verantwortung tragen und um das sie sich kümmern müssen. Das wirkt einem sich wertlos und überflüssig Fühlen entgegen. Beim Kuscheln auf dem Sofa spenden Hunde Kontakt und Wärme - auch in seelischer Hinsicht.

Die Beschäftigung mit einem Hund kann die Kreativität anspornen, indem Sie sich immer neue Dinge ausdenken, die Sie zusammen unternehmen. Das können Suchspiele, Apportierspiele oder beliebige Hundesportarten sein. Sie bringen Engagement auf, um Ihrem Hund den Grundgehorsam und Leinenführigkeit beizubringen, vielleicht lernt er einige Kunststückchen oder begeistert sich dafür, kleine Aufgaben zu lösen. Sie können die Natur erkunden und gemeinsam auf Entdeckungstour gehen. Das bringt Ihnen regelmäßig eine Auszeit und Abstand von alltäglichen Dingen. Körper, Seele und Geist profitieren gleichermaßen davon.

Sie erfahren immer aufs Neue Bestätigung, wenn Ihr Hund abrufbar ist und freudig angelaufen kommt, wenn er sich von Ihnen anleiten lässt und entspannt mit Ihnen durch beliebige Situationen der Umgebung geht.

Neben einer gesteigerten Selbstsicherheit durch das Zusammenleben mit einem Hund kann sich auch ein Gefühl der allgemeinen Sicherheit einstellen, denn ein Hund kann durchaus das Gefühl vermitteln, seinen Menschen in bedrohlichen Situationen zu beschützen. Ebenso ist es Ihr Verantwortungsbereich, den Hund zu schützen: Nicht alle Menschen begegnen den Vierbeinern freundlich, auch vor konfliktbeladenen Hundebegegnungen sollten Sie Ihren Hund bewahren und vor allem kennt er viele Gefahren gar nicht, zum Beispiel im Straßenverkehr. Sie vermitteln sich daher gegenseitig Sicherheit und vertrauen einander bestenfalls derart, dass der Hund Ihnen bereitwillig die Führung überlässt und Sie andererseits am Verhalten Ihres Hundes sofort erkennen, wenn er etwas als nicht in Ordnung oder bedenklich einstuft.

Zusammenfassend kann man sagen, dass kaum ein anderes Haustier so viele positive Effekte für den Menschen hat wie ein Hund. Das Zusammenleben mit einem Hund reduziert Stress, es wirkt sich weiter beim Vorliegen von Bluthochdruck Blutdruck senkend aus, es stabilisiert das Herz-Kreislauf-System und stärkt das Immunsystem. Es hilft ferner, einen strukturierten Tagesablauf einzuhalten, es hilft gegen Vereinsamung, fördert soziale Interaktionen, sorgt für tägliche Bewegung an der frischen Luft, was einen gesunden Schlaf-wach-Rhythmus begünstigt. Das Zusammensein mit einem Hund steigert die Lebensfreude, es sorgt für Auszeiten und Abstand von den Problemen des Alltags.

Davon abgesehen leisten Hunde wertvolle Dienste für Menschen, vor allem für Menschen mit einem Handicap. So werden Hunde als Blindenführhunde gehalten, sind Begleithunde, unterstützen bei körperlichen Behinderungen in wesentlichen Dingen des Alltags, sodass Betroffene befähigt werden, mithilfe ihres Hundes ein weitgehend eigenständiges Leben zu führen. Hunde können Epileptiker und Diabetiker warnen, bevor deren Gesundheitszustand kritisch wird, sie können verschiedene Krankheiten und Allergene erschnüffeln, sie helfen bei der Suche und Bergung vermisster Personen, sind als Diensthunde im Einsatz, sie hüten und schützen Nutztierbestände, bewachen Grundstücke und sind als Therapeuten unterwegs - etwa bei Kindern oder in Alten- und Pflegeheimen. Sie können dazu beitragen, den Zustand von Demenz- und Alzheimerpatienten zu verbessern und Angstzustände zu lindern. Bei Kindern trägt der Kontakt zu Hunden zu mehr emotionaler Stabilität, Empathie und Verantwortungsbewusstsein bei. Hunde werden gezielt in koordinativen Therapien eingesetzt, aber auch bei Autismus, Sprachstörungen und allgemeinen Entwicklungsstörungen.

Ein solch breites Spektrum an Nutzen und Unterstützung für Menschen vermögen weder Menschen selbst füreinander zu leisten, noch ist eine beliebige andere Tierart hierzu in der Lage. Dennoch leisten selbstverständlich auch andere Tierarten wertvolle Dienste. Welches Tier die persönlichen Bedürfnisse am besten erfüllt, ist stets eine Frage des individuellen Typs, es ist aber auch von den Lebensumständen und dem persönlichen Umfeld abhängig. Zudem muss der Mensch natürlich willens und in der Lage sein, auch die Bedürfnisse des Tieres an seiner Seite vollumfänglich zu erfüllen: Denn Tieren bleibt kaum etwas anderes übrig, als sich in ihr Schicksal zu fügen, sofern der Mensch sich dafür entscheidet, ein Haustier anzuschaffen. Der Mensch trägt anschließend die gesamte Verantwortung dafür, dass nicht nur er sich mit dem Tier wohlfühlt, sondern auch dieses ein lebenswertes und erfülltes Leben hat.

Welches Tier passt zu mir?

Es gibt selbst ernannte Katzenmenschen, Hundemenschen, Pferdenarren, Liebhaber von Exoten, eingefleischte Aquaristen. Die einen wünschen sich geflügelte Tiere, die anderen mit kuscheligem Fell ausgestattete Zeitgenossen an ihrer Seite. Bei vielen Kindern kommt eines Tages der Wunsch nach einem Haustier auf. Das kann eine bestimmte Tierart sein wie ein Hund, eine Katze, ein Kaninchen oder ein Wellensittich. Zweifelsfrei ist es das Wichtigste, sich vorab Gedanken zu machen, welches Tier wirklich zum Menschen passt. Nicht immer kann ein persönlicher Wunsch erfüllt werden, gelegentlich muss es auch einen Kompromiss geben, wenn etwa nicht genügend Zeit für einen Hund eingeplant werden kann und infolgedessen ein Kleintier möglicherweise die sinnvollere Wahl ist.

Einerseits entscheiden äußere Umstände darüber, welche Tierart am besten passt, andererseits sollten Sie auch Ihren Charakter prüfen und diesen mit den jeweiligen Besonderheiten der Tierart abstimmen. Katzen sind zum Beispiel wesentlich eigenständiger und eigenwilliger als Hunde. So entscheiden Katzen selbst, wann sie kuscheln, wann sie spielen, wann sie schlafen und wann sie vielleicht draußen umherstreifen möchten. Missfällt ihnen etwas, können Katzen das schnell durch das Ausfahren ihrer Krallen oder Unsauberkeit kundtun. Hunde sind dagegen wesentlich kooperativer und interagieren enger mit ihren Menschen. Es liegt in ihrer Natur, dass sie immer engen Kontakt mit ihrem sozialen Verband haben. Das bedeutet nicht, dass grundsätzlich ein engeres Verhältnis und eine intensivere Bindung zwischen Hund und Mensch besteht als zwischen Mensch und Katze. Das Zusammenleben und die Interaktion gestalten sich lediglich anders. Mit Katzen müssen Sie nicht mehrmals am Tag rausgehen, diese sind aber eben auch nicht die typischen aufgeschlossenen Gesellschafter wie Hunde, die dazu neigen, ihren Menschen gefallen zu wollen. Im Gegenteil, einer Katze gegenüber hat sich eher der Mensch als gefällig zu erweisen.

Sowohl Hunde als auch Katzen können Ansprüche stellen - etwa, indem sie ausgiebige Spiel- und Beschäftigungszeiten wünschen.

Es ist kaum möglich, eine Katze mit Freiheitsdrang als reine Wohnungskatze zu halten. Eine solche muss die Möglichkeit zum Freigang haben. Ein Hund dagegen arrangiert sich mit der Wohnungshaltung und gewöhnt sich an die üblichen Zeiten, in denen es nach draußen geht.

Kleintiere wie Meerschweinchen, Kaninchen und Hamster gewöhnen sich an ihre Menschen und können sehr zahm werden, sie sind aber nicht derart mit einem Sozialpartner wie dem Hund vergleichbar und auch nicht so unabhängige Wesen wie Katzen. Dafür benötigen sie weniger Platz und fordern nicht eine solche Aufmerksamkeit des Menschen ein, wie es Hunde und Katzen tun. Ähnlich verhält es sich bei Vögeln. Wer es jedoch eher ruhig mag, ist nicht gut damit beraten, sich muntere Sittiche oder trällernde Kanarienvögel ins Haus zu holen. Haben Sie einen großen Garten oder anderweitig ein Grundstück zur Verfügung, erweitern sich die Möglichkeiten der Tierhaltung. Kaninchen und Meerschweinchen fühlen sich auch in der Außenhaltung wohl, Hühner sind eine weitere Alternative. Viele Menschen halten sich auch Esel, Pferde, Ziegen, Schafe, Kühe und Minischweine, ganz ohne diese als Nutztiere zu betrachten. Andere tun es genau aus dem Grund, da sie sich einen materiellen Nutzen versprechen.

Letzteren ist es häufig leider gleichgültig, ob sie die Bedürfnisse der Tiere erfüllen. Wie es den Tieren geht, ist zweitrangig, sofern sie nur genügend Profit einbringen. Ausnahmen bestätigen wie immer die Regel, die menschliche Konsumgesellschaft tendiert aber dazu, die eigenen Interessen rücksichtslos über die anderer Lebewesen und die Natur zu stellen. Um diesen Menschenschlag soll es hier aber nicht gehen: Angesprochen sind jene zweibeinigen Zeitgenossen, die sich neben dem eigenen Wohl für das Wohl ihrer Tiere interessieren und bereit sind, den erforderlichen Zeit- und Kostenaufwand zu leisten.

Stur, eigenständig, kooperativ, ruhig oder agil?

Sind Sie selbst eher gesellig und kontaktfreudig, ein aktiver Typ und stets zu Unternehmungen bereit, könnten Sie der ideale Hunde- oder Pferdemensch sein. Es kommt allerdings in der Typ-Frage auf weitere Aspekte an: Sind Sie empathisch und erspüren intuitiv, was in einem Tier vorgeht, oder sind Sie eine Art ***„Hauruck"***-Typ, der recht forsch in seinem Verhalten ist? Ein Pferd könnte sich schwertun, Vertrauen zu einem solchen Menschen aufzubauen. Es kann Ihnen aber auch die Gelegenheit bieten, ein feineres Gespür zu entwickeln und Ihre forsche Art ein wenig zurückzunehmen.

Egozentrische und oberflächlich orientierte Menschen, die weniger wahrnehmen, welche tatsächlichen Bedürfnisse die Umgebung hat, könnten ein sozial veranlagtes Wesen wie den Hund überfordern und sich einen Zeitgenossen heranziehen, der einfach alles und jeden anpöbelt.

Ein Pferd würde vermutlich zur Flucht tendieren, wenn Sie recht ungehobelt auf es zugehen. Eine Katze dagegen würde Ihnen deutliche Grenzen aufzeigen.

Verfügen Sie über eine ausgeprägte Führungskompetenz und wissen genau, was Sie von menschlichen und tierischen Zeitgenossen erwarten, könnten Sie mit einem kooperativen Hund an der Seite glücklicher sein als mit einer Katze, die ihren eigenen Weg geht oder einem Esel, der eigene Entscheidungen trifft.

Sie könnten ein Pferd vielleicht souverän führen und sein Vertrauen gewinnen, indem es spürt, dass Sie wissen, was Sie wollen und von ihm erwarten. Bei einem Minischwein müssten Sie vermutlich viel investieren, um es dazu zu bewegen, sich gewünschte Verhaltensweisen anzueignen.

Sind Sie ein Beobachtertyp, der nach dem Tagwerk gerne besinnliche Stunden verbringt, können Kleintiere, Reptilien oder Fische genau die richtige Wahl sein, während ein Hund, der etwas mit Ihnen zusammen unternehmen und erleben möchte, als lästig empfunden werden könnte.

Andererseits kann er aber auch ein Motivator sein, weniger in den eigenen vier Wänden zu fristen, sondern sich mehr zu bewegen, an die frische Luft zu gehen, mehr aus sich selbst herauszugehen.

Die Frage, welches Tier zu Ihnen passt, ist daher nicht zuletzt eine Frage Ihrer Motivation: Soll das Tier bestmöglich Ihrem Typ, Ihrem Charakter und Ihren Vorstellungen entsprechen oder möchten Sie sich darauf einlassen, neue Seiten an sich zu entdecken und zu erleben?

Sind Sie jemand, der nur schwer abschalten kann und dem es schwerfällt, auch mal die Hände in den Schoß zu legen, könnten Sie sich folglich für ein Tier entscheiden, das Ihren Tatendrang teilt. Sie könnten sich für einen Hund oder ein Pferd entscheiden, wären ausgelastet damit, deren Bewegungsdrang und Ihren Aktivitätendrang gleichermaßen zu erfüllen.

Dies kann bestenfalls auch ausgleichende und entspannende Effekte für Sie haben. Es kann aber auch dazu führen, dass Sie den Hund oder das Pferd durch Ihre eigene innere Unruhe überfordern. Sie könnten sich alternativ für ein Aquarium entscheiden, denn das Beobachten der Fische kann meditative, entspannende Effekte haben und dazu beitragen, dass Sie besser zur Ruhe kommen.

Sie könnten sich auch für einen Esel entscheiden, der Sie lehrt, dass in der Ruhe die Kraft liegt, die Sie für Ihren Lebensweg benötigen.

Leben Sie eher zurückgezogen, fällt Ihre Wahl vielleicht auf eine Katze, die zwar ihren eigenen Weg geht, Sie aber auch nicht zu Unternehmungen außer Haus auffordert. Möchten Sie jedoch an sich arbeiten, etwas verändern, mehr Geselligkeit in Ihr Leben lassen, ist ein Hund ein geeigneter Partner, der Sie regelmäßig animiert und motiviert.

Sicher gibt es ganz spontan eine Tierart, die Ihnen besonders zusagt. Möglicherweise leben Sie bereits mit einem oder mehreren Tieren zusammen. Haben Sie sich schon einmal gefragt, warum es ausgerechnet diese Tierart ist, die Sie anspricht oder die das Leben mit Ihnen teilt? Welche Aspekte Ihrer Persönlichkeit entsprechen vielleicht jenen des Tieres, welche schlummernden Aspekte hat es vielleicht in Ihnen geweckt, in welchen Aspekten steht sein Wesen scheinbar in völligem Gegensatz zu Ihnen? Was genau ist das Bereichernde für Sie an diesem Tier? Was kann es Sie lehren oder was hat es Sie bereits gelehrt?

Charaktere und Schwingungen

Ebenso, wie Sie ein einzigartiges Wesen sind, ist es auch jedes Tier. Innerhalb der Arten ist jedes Tier ein Individuum, doch es gibt auch artspezifische Merkmale. Ihre Zuneigung zu einer Tierart kann Ihnen etwas über Sie selbst verraten.

Hunde sind zum Beispiel gesellig, loyal und treu. Sie strahlen eine natürliche Lebensfreude aus, die sie gerne mit ihren Menschen teilen. Sind Sie dieser Tierart zugetan, kann das zweierlei über Sie aussagen: Entweder sind Sie selbst ein geselliger Charakter, der das Leben in vollen Zügen genießen möchte, oder es schlummert der Wunsch in Ihnen, mehr aus sich herauszugehen, mehr gesellschaftliche Kontakte zu pflegen, soziale Bindungen einzugehen, weniger zu grübeln und mehr Unbeschwertheit zu entwickeln. Ein solcher Wunsch kann durchaus im Verborgenen schlummern.

Katzen leben gerne ihre Unabhängigkeit aus und vertreten ihre Persönlichkeit. Ihre Bedürfnisse und Interessen verteidigen sie notfalls mit scharfen Krallen, sie können sich aber auch zufrieden schnurrend ankuscheln, wenn ihnen danach ist. Wecken vor allem Katzen Ihr Interesse, sind Sie entweder selbst ein eher unabhängiger Charakter, der genau dies an dem Tier zu schätzen weiß, oder die Katze spiegelt Ihren Wunsch danach, Ihre eigenen Interessen stärker zu vertreten und durchzusetzen - eventuell auch die Sehnsucht nach Nähe und Kuscheleinheiten dann auszuleben, wenn Sie das Bedürfnis haben.

Pferde verkörpern Kraft und Stärke, sie sind freiheitsliebend und sensibel. Erkennen Sie sich darin wieder oder wünschen Sie sich eher, dass mehr Sensibilität in Ihrem Leben Einzug erhält? Möchten Sie einfach mal loslaufen und alles hinter sich lassen, wünschen Sie, mehr Anmut, Kraft und Stärke zu zeigen?

Haben Schildkröten Ihr Herz erobert, erleben Sie deren Urtümlichkeit und scheinbare Behäbigkeit, wenn sie sich offensichtlich schwerfällig mit ihrem Panzer fortbewegen. Der Panzer bietet ihnen Schutz und sie strahlen Gelassenheit aus. Haben Sie selbst einen Panzer um sich herum aufgebaut, um sich zu schützen, oder wünschen Sie sich, sich weniger von äußeren Umständen und Einflüssen tangieren zu lassen? Kennen Sie dieses Gefühl der inneren Gelassenheit in sich oder täte es Ihnen gut, etwas mehr Ruhe einkehren zu lassen?

Sie sehen: Ein Tier kann entweder das in Ihnen ansprechen, was Sie ohnehin sind und leben, oder das, was Sie bewundern und für sich selbst wünschen. Tiere strahlen das aus, was sie im innersten Wesen sind und diese Schwingung nehmen Sie wahr. Entweder schwingen Sie ganz offen in derselben Frequenz und fühlen daher eine Art Verbundenheit mit dem Tier oder die Schwingungen treffen tief verborgen in Ihrem Wesen auf Resonanz. Es wird dann etwas in Ihnen angesprochen, was bisher verdrängt wurde, innerste Bedürfnisse, die Sie sich für Ihr Leben und den Umgang mit beliebigen Situationen wünschen.

In beiden Fällen üben die Tiere eine Spiegelfunktion aus, die Ihnen heilsame Effekte bringen kann. Fühlen Sie sich in Ihrem Sein und Tun bestätigt, ist das wie Balsam für die Seele. Werden verborgene oder unterdrückte Wünsche und Bedürfnisse angesprochen, gibt Ihnen das Gelegenheit, in sich selbst und in Ihrem Leben etwas zum Besseren zu verändern.

Welches Tier zu Ihnen passt, ist daher immer auch eine Frage des Wollens: Ein Tier kann sich als völlig harmonisch im Zusammenleben mit Ihnen erweisen und dann passt es selbstverständlich auch zu Ihnen und in Ihr Leben. Ein anderes Tier kann genau das verkörpern, was Ihnen im Leben fehlt und Ihnen dabei helfen, es zu erreichen. Sie müssen entscheiden, ob Sie die Bereitschaft dazu mitbringen, sich auf ein Tier einzulassen, das Sie vor innere Herausforderungen stellt und Ihnen ein Lehrmeister sein darf.

Verbundenheit und Interaktion zwischen Mensch und Tier

Zwischen Mensch und Tier finden Interaktionen statt - Tiere bewegen etwas im Menschen und lösen etwas in diesem aus. Es kann sich hierbei um Gefühle, Gedanken oder tiefergehende Prozesse, die im Menschen stattfinden, handeln.

Diese Tatsache kann vom Menschen als positiv oder negativ empfunden werden. Oft reicht schon der Gedanke an ein Tier, um das Herz höherschlagen zu lassen, oder aber eine Abneigung zu spüren. Tierarten, die positive Assoziationen auslösen, verkörpern für den Menschen in der Regel Eigenschaften oder Wesenszüge, die ihnen vertraut sind oder nach denen sie im tiefsten Inneren ihrer Seele streben und wonach sie sich sehnen. Tierarten, die auf Ablehnung stoßen, spiegeln dagegen Aspekte, die Sie in sich selbst nicht akzeptieren möchten oder die Ängste hervorrufen.

Unabhängig davon, welche Emotionen ein Tier auslöst, findet eine Interaktion zwischen Mensch und Tier statt.

Der Gedanke, Anblick oder Umgang mit dem Tier löst Emotionen und Gefühle im Menschen aus.

Die Eigenständigkeit und Unabhängigkeit einer Katze, die ihre eigenen Interessen verfolgt, kann beim Menschen einerseits bewirken, dass er sich zurückgesetzt fühlt. Andererseits kann die Selbstständigkeit der Katze aber auch Bewunderung dafür auslösen, dass sie über diese Wesenszüge verfügt.

Wie ein Mensch darüber urteilt, gibt Hinweise darauf, wie er über sich selbst denkt und urteilt. Die Katze kann aufzeigen, wie wichtig es ist, sich der eigenen Werte, Ideale und Bedürfnisse bewusst zu sein und die eigenen Interessen auch zu vertreten. Die Katze verfügt über das nötige Selbstbewusstsein und Selbstwertgefühl dazu. Sie nimmt sich die Freiheit, ihre Unabhängigkeit auszuleben. Das stellt sie zufrieden und anschließend kommt sie gerne zu ihrem Menschen, um ausgiebige Kuscheleinheiten zu genießen.

Sie liebt ihren Menschen, verbiegt sich aber nicht für ihn und verleugnet nicht die eigenen Bedürfnisse, um ihm zu gefallen.

Daraus kann ein Mensch viele Schlüsse für sich selbst ziehen. Er kann lernen, loszulassen sowie anderen und sich selbst Freiräume zu geben.

Weiter kann er erfahren, dass er um seiner selbst willen liebenswert ist und dass er diesen Anspruch auch vertreten darf – aber auch, dass er ebenso andere um ihrer selbst akzeptieren und lieben sollte.

Die eigenen Interessen verfolgen und das eigene Wesen ausleben, bedeutet nicht, dass die Interessen anderer gleichgültig sind - und es heißt nicht, dass ein anderes Wesen nicht geliebt wird.

Wie am Beispiel der Katze dargestellt ist, so gibt es bei jeder Tierart etwas, was den Menschen bewegt und etwas in ihm auslöst - was das ist, liegt letztendlich immer im Menschen selbst begründet.

Jedes Tier hält somit eine Lektion für den Menschen bereit, die ihm Aufschluss über sich selbst gibt. Weiter bietet das Tier ihm Chancen zur Selbsterkenntnis und zur Entwicklung zu einem vollständigeren, erfüllteren Wesen. ***Vollständiger*** bezieht sich in diesem Zusammenhang auf verdrängte Aspekte im Menschen selbst, weiter auf in den eigenen Tiefen schlummernde Wesenszüge. ***Vollständiger*** werden heißt auch, verborgenes oder bisher unentdecktes Potenzial zu erkennen und zu nutzen.

Doch wie kommt es, dass Tiere überhaupt etwas im Menschen auslösen, sein positives oder negatives Interesse wecken, und sich Emotionen beim Anblick eines Tieres regen? – Antworten hierzu liefert das nächste Kapitel.

Evolutionäre Hintergründe

Ein Grund für die innige und tiefe Verbundenheit zwischen Mensch und Tier ist der gemeinsame evolutionäre Hintergrund. Diese Verbundenheit ist selbst dann noch vorhanden, wenn ein Tier negative Assoziationen oder widrige Emotionen in Ihnen auslöst. Denn Aversionen kann nur ein Tier hervorrufen, wenn es etwas in Ihnen zum Schwingen bringt. Irgendetwas, was das Tier ausstrahlt, stößt in Ihnen auf Resonanz und das ist nur möglich, wenn die Frequenz der ausgesandten Schwingung mit Ihrem Inneren korrespondiert. Das Tier bringt eine Seite in Ihnen zum Schwingen, unabhängig davon, ob Ihnen der erzeugte Ton gefällt oder nicht.

Ein mythologisch-esoterischer Erklärungsansatz dafür ist, dass alles Leben aus derselben Quelle stammt, einer ursprünglichen Energie, einer universellen Urkraft, gerne mit dem Göttlichen gleichgesetzt.

Ein wissenschaftlicher Erklärungsansatz dagegen ist archaischer Natur, zurückzuführen auf eine evolutionäre Verwandtschaft. Beide Theorien schließen einander keineswegs aus: Verfügen Tiere und Menschen über gemeinsame evolutionäre Hintergründe, gibt es eine evolutionäre Verwandtschaft und einen gemeinsamen Ursprung. Die Erklärungsansätze unterscheiden sich folglich lediglich in der Herangehensweise, die Verbindung zwischen Mensch und Tier zu erklären. Es handelt sich um unterschiedliche Perspektiven, die aus der jeweils zugrunde liegenden Weltanschauung heraus entstehen.

Die Wissenschaft weiß, dass der menschliche Fötus im Mutterleib in seiner Entwicklung tierische Merkmale durchläuft. Dazu zählt die kurzzeitige Bildung von Kiemen-, Schwanz- und Flossenansätzen.

Das menschliche Gehirn weist auch nach der embryonalen Entwicklung noch Strukturen auf, die bei Tieren ebenfalls vorhanden sind: So gleichen die Strukturen in bestimmten Bereichen des Hirnstamms und tieferen Regionen des Zwischenhirns jenen im Gehirn von Reptilien.

Andere Regionen des Zwischenhirns dagegen weisen Parallelen zu Säugetieren auf, zu denen der Mensch streng genommen auch zählt. Daraus lässt sich eine tatsächliche evolutionäre Verwandtschaft zwischen Menschen und Tieren ableiten. Eine solche zeigt sich auch optisch sowie in verschiedenen Veranlagungen: Wie viele Tiere, verfügen auch Menschen über Augen, Nase und Mund in analoger Anordnung. Menschen haben wie Tiere dieselben Grundbedürfnisse und Triebe, die dem Überleben dienen. Ähnlichkeiten gibt es weiterhin in sozialen und psychologischen Prozessen, etwa der spielerischen Herangehensweise beim Lernen im Kindesalter. Auch Emotionen wie Aggressionen, die mit bestimmten Prozessen im Gehirn einhergehen, sind aus dem Tierreich bekannt.

Viele Gemeinsamkeiten und eine evolutionäre Verwandtschaft zwischen Mensch und Tier sind also nicht von der Hand zu weisen und einige Parallelen zum Tier weisen Menschen noch immer auf. Daraus geht hervor, dass Tiere den Menschen Aspekte ihrer selbst zeigen, die tief in ihnen verwurzelt sind.

Dem modernen Menschen sind allerdings viele dieser Gemeinsamkeiten gar nicht mehr bewusst oder sie sind unerwünscht, werden gar als niedere Triebe und Instinkte deklariert, über die sich der Mensch erhaben sieht. Genau damit leugnet er aber einen Teil seiner selbst. Tiere verdrängen hingegen nicht die Aspekte dessen, was sie sind und leben in dieser Verbundenheit. Sie leben weiter in der Selbstverständlichkeit, dass sich alles Leben aus derselben Natur entwickelt hat. Dass Menschen sich über die Natur und Tiere erheben, führt zum inneren Zwiespalt, in dem sie leben, zu einer Selbstentfremdung, zum Un-Heil-Sein.

Mithilfe der Tiere sehen, erfahren und erleben sie etwas, was tief in ihrem eigenen Wesen ebenfalls verankert ist und an die Oberfläche möchte - und was wahrgenommen, integriert und gelebt werden will.

Indes sind es die unbewussten, verdrängten Gemeinsamkeiten zwischen Menschen und Tieren sowie die tatsächliche Verwandtschaft, was das menschliche Interesse am Tierreich auslöst.

Es besteht eine evolutionäre Verbindung und diese schafft zugleich die Basis für die Interaktion zwischen Mensch und Tier. Die tiefe Verbundenheit ist für Kinder noch spürbar und verliert sich mit deren Prägung auf die Werte des modernen Menschen. Das Bewusstsein entwickelt sich und verdrängt das intuitive Wissen ins Unbewusste: Dort regt sich schließlich etwas beim Gedanken oder beim Anblick sowie beim Zusammenleben mit einem Tier, was als natürlicher Aspekt des Menschen im Bewusstsein integriert werden will.

Die Gemeinsamkeiten zwischen Mensch und Tier bedeuten eine gemeinsame Schwingungsebene und gleichermaßen eine Kommunikationsebene. Menschen und Tiere tauschen sich aus - nicht über die menschliche Sprache, sondern über die Gefühlsebene. Trotz der Entfremdung der Menschen vom eigenen Ursprung zeigen Tiere ihnen, wer sie im tiefsten Inneren sind. Aus diesem Grund spiegeln sie Aspekte der Menschen und deshalb können sie Menschen helfen und zu deren Heilung beitragen. Das umfasst die Regulierung körperlicher Prozesse im Kontakt mit Tieren und betrifft ebenso seelische Prozesse.

Das tief im Menschen verankerte Interesse und die innere Verbundenheit zum Tierreich wird auch als ***Biophilie*** bezeichnet. Menschen interessieren sich für Tiere und alles Leben, weil die Auseinandersetzung damit Aufschluss über das eigene Selbst gibt. Etwas im Menschen spürt die Verwandtschaft mit den Tieren und deshalb reagieren Menschen unweigerlich auf Tiere, wenn auch auf unterschiedliche Weise.

Aufgrund der Verbundenheit mit Tieren kann bspw. allein der Anblick von Fischen im Aquarium eine beruhigende Wirkung haben. Und genau aufgrund dieser Verbundenheit wird beim Anblick und Streicheln des Haustiers das Bindungshormon Oxytocin ausgeschüttet – weiter kann deshalb der Umgang mit Tieren die Herzfrequenz und den Blutdruck senken sowie das gesamte Herz-Kreislauf-System stabilisieren.

Infolge der Verbundenheit mit ihrem Tier können Menschen eine tiefe, innige Liebe zu ihrem Tier entwickeln. Und deshalb sehnen sich Menschen nach der Nähe und dem Umgang mit Tieren.

Indem Menschen, wenn auch oft unbewusst, Aspekte ihrer selbst im Tier erkennen, wird eine Sehnsucht geweckt, diese Aspekte in das eigene Leben zu integrieren. Möglicherweise ist das der Grund, weshalb Menschen Maschinen bauen, um fliegen zu können wie ein Vogel, weshalb sie Gefährte bauen, die auf und unter dem Wasser schwimmen können – und weshalb sie den Drang verspüren, alles Leben bis ins kleinste Detail zu erforschen. Sie möchten sich selbst erkennen und das, was evolutionär verankert tief in ihrem Wesen schlummert, ausleben.

Tiere zeigen den Menschen allerdings nicht nur in ihren Eigenschaften und durch ihre spezifischen Fähigkeiten auf, wer sie sind, was sich in ihnen verbirgt, in ihnen schlummert - sondern sie zeigen dies vor allem auch auf seelischer Ebene auf, denn wir sind mit jedem Tier seelisch-emotional verbunden. Deshalb sind heilende Wirkungen im Umgang mit Tieren sowohl auf physischer als auch auf psychischer Ebene möglich. Jegliche Begegnung und Beziehung zwischen Mensch und Tier ist etwas Besonderes und bewirkt etwas im Menschen. Was er daraus macht, ist allerdings ihm überlassen.

Tiere als Therapeuten

Die tief verwurzelte Verbindung von Menschen zu Tieren führt dazu, dass sie gewisse Bereiche im Menschen ansprechen können. Im Gegensatz zum Umgang mit anderen Menschen, üben Tiere dabei keinerlei Druck aus, sie haben keine Erwartungshaltung, machen keine Vorschriften. Menschen sind im Umgang mit Tieren ungezwungener, da Tiere nicht anklagen, urteilen und werten. Sie nehmen vermeintliche Stärken und Schwächen unkommentiert hin. Ein Mensch verspürt im Umgang mit Tieren weniger den Drang, etwas Bestimmtes darstellen zu müssen, er denkt nicht darüber nach, wie er dem Gegenüber beeindrucken kann, um Anerkennung und Bestätigung zu erhalten. Tiere stellen keine Fragen und erwarten keine Antworten, die beurteilt werden könnten. Der Umgang mit Tieren gestaltet sich zwangloser.

1975 wurden im amerikanischen Lima State Hospital (heute: Oakwood Forensic Centrum, Georgia) zum ersten Mal tierische Helfer in der Forensik eingesetzt. Die Idee wurde schließlich auch in Deutschland aufgegriffen: So haben sich unter anderem die Justizvollzugsanstalten in Vechta, Bochum und Siegburg entschieden, Tiere in ihr Resozialisierungskonzept zu integrieren. Der Gedanke dabei ist, Inhaftierten zu ermöglichen, ihre negativen Erfahrungen und Ambitionen Mitmenschen betreffend im Umgang mit Tieren zu kompensieren. Den Menschen wird durch die Arbeit mit den Tieren dabei geholfen, sich sozial zu arrangieren sowie sich zu integrieren, Verantwortung für die Lebewesen zu übernehmen, was auch mit einem strukturierten Tagesablauf verbunden ist. Weiter erfahren die Menschen durch die Zuwendung der Tiere Erfolgserlebnisse und Bestätigung.

In den USA wurde das Konzept noch weiter ausgebaut, unter der Bezeichnung ***Prison Pet Partnership Program***: So wurde 1981 die Ausbildung von Tierschutzhunden in einem Washingtoner Hochsicherheitsgefängnis eingeführt.

Inhaftierte Frauen kümmern sich, nachdem sie das Vertrauen der Hunde erlangt und eine Beziehung zu ihnen aufgebaut haben, zunächst um den Grundgehorsam der Tiere. Geeignete Vierbeiner werden im Anschluss zu Therapie- und Begleithunden ausgebildet, die anschließend an andere Menschen vermittelt werden. Jedem einzelnen Hund wird durch dieses Programm das Leben gerettet, denn in der Tierauffangstation werden sie nach etwa drei Wochen eingeschläfert, sofern sich keine Interessenten für sie finden.

Das Gefühl, durch ihr Engagement Hundeleben zu retten und sich derart um die Tiere zu kümmern, dass sie entweder eine Familie glücklich machen oder gar bedürftige Menschen helfend durch das Leben begleiten, steigert das Selbstwertgefühl und das Selbstbewusstsein der Inhaftierten. Die Erfolgserlebnisse lösen Glücksgefühle aus und führen zum Erlernen alternativer Verhaltensmuster. Für die Inhaftierten kann ihre Tätigkeit weitere positive Effekte nach sich ziehen – so absolvieren sie möglicherweise eine Ausbildung in der Arbeit mit Tieren und schaffen damit eine solide Basis für ihr weiteres Leben. Insgesamt führt dies zu einer veränderten Selbstwahrnehmung und zu einer verbesserten Anerkennung durch die Gesellschaft. Daneben führt der Umgang mit den Hunden natürlich zu den üblichen bereits genannten Effekten, so werden angenehme, physische und psychische Prozesse im Menschen in Gang gesetzt.

In Deutschland dienen die unterschiedlichsten Tierarten im Rahmen von begleitenden Therapieansätzen in Psychiatrien und im Maßregelvollzug für Straftäter in forensischen Kliniken. So hat sich bspw. das Christopherus Klinikum in Münster 2012 zur Zusammenarbeit mit einer Tiertherapeutin entschieden und auch die Forensische Klinik in Schleswig setzt auf ein tiergestütztes Therapieprogramm. In Münster sind es Hühner, Katzen, Kaninchen und zwischenzeitlich auch ein Mini-Schwein, die den emotionalen Zugang zu oft verschlossenen Patienten erleichtern.

Die straffällig gewordenen Insassen sind in der Regel psychisch belastet bis gestört, teilweise auch durch intellektuelle Defizite beeinträchtigt. Im Umgang mit Menschen zeigen sie sich problematisch und die Eintönigkeit des klinischen Alltags sowie das Fehlen von körperlicher Nähe kann durch die Tiere kompensiert werden.

Denn die Tiere haben keine Vorbehalte den Patienten gegenüber und ihr Verhalten ist nicht von dem Gedanken geprägt, es mit Straftätern zu tun zu haben. Den Tieren gegenüber können sich diese Menschen deshalb oft vorbehaltlos öffnen, was für viele eine ganz neue Erfahrung und ein neues Lebensgefühl darstellt. Dies danken sie den Tieren, indem sie ihnen Zuwendung schenken, frei von der Furcht, dass diese ihre Schwächen ausnutzen oder sie emotional verletzen könnten. Tiere lügen nicht, sie verstellen sich nicht, sie täuschen nicht und enttäuschen nicht. Sie sind immer völlig authentisch. Das gibt Sicherheit im Umgang mit ihnen. So kann vorbehaltlos Vertrauen und eine Beziehung zu den Tieren aufgebaut werden. Auf diese Weise erfahren die Patienten innere Entspannung und eine Steigerung ihres Selbstwertgefühls.

Die vereinzelten Konzepte und Programme mit Tieren als therapeutische Helfer führten zur wissenschaftlichen Erforschung der Tiergestützten Therapie, die seit 2004 unter dem europäischen Dachverband ESAAT (European Society for Animal Assisted Therapy) mit Sitz an der Veterinärmedizinischen Universität in Wien erforscht und gefördert wird. Der Verein widmet sich der therapeutischen, pädagogischen, gesundheitsfördernden und präventiven Wirkung der Beziehung zwischen Mensch und Tier. Nicht zuletzt durch die Initiative des Vereins ist die Tiergestützte Therapie (TGT) inzwischen europaweit anerkannt und kommt bei Kindern, Jugendlichen und Erwachsenen jeden Alters zur Anwendung. Sie umfasst sozial-integrative, psychologische und pädagogische Maßnahmen, unter anderem bei Menschen mit motorischen, kognitiven und sozial-emotionalen Störungen oder Verhaltensauffälligkeiten.

Hunde verbessern das soziale Klima und die Leistungsfähigkeit am Arbeitsplatz

Der Arbeitsalltag birgt häufig einen hohen Stresslevel. Leistungs- und Termindruck sowie unliebsame Konkurrenz bestimmen heutzutage nicht selten das Arbeitsleben. Das für viele Arbeitnehmer anstrengende und ermüdende Betriebsklima führt nicht selten zu Konflikten und zu gesundheitlichen Beeinträchtigungen.

In vielen Betrieben ist es deshalb mittlerweile usus, dass Tiere am Arbeitsplatz eine angespannte Arbeitsatmosphäre auflockern und für mehr Wohlbehagen und Schaffenskraft bei der Arbeit sorgen.

Für viele Menschen ist es zudem praktisch, wenn sie ihren Hund mit ins Büro nehmen dürfen: So muss dieser weder allein zu Hause bleiben noch muss eine zuverlässige Betreuung für ihn organisiert und finanziert werden. Dabei leisten Hunde am Arbeitsplatz wesentlich mehr, als lediglich ihre Menschen zu begleiten. Allein durch ihre Anwesenheit verbessern sie das Arbeitsklima, die Stimmung unter den Mitarbeitern wird ausgelassener und lockerer, weiter haben Hunde eine Stress reduzierende Wirkung.

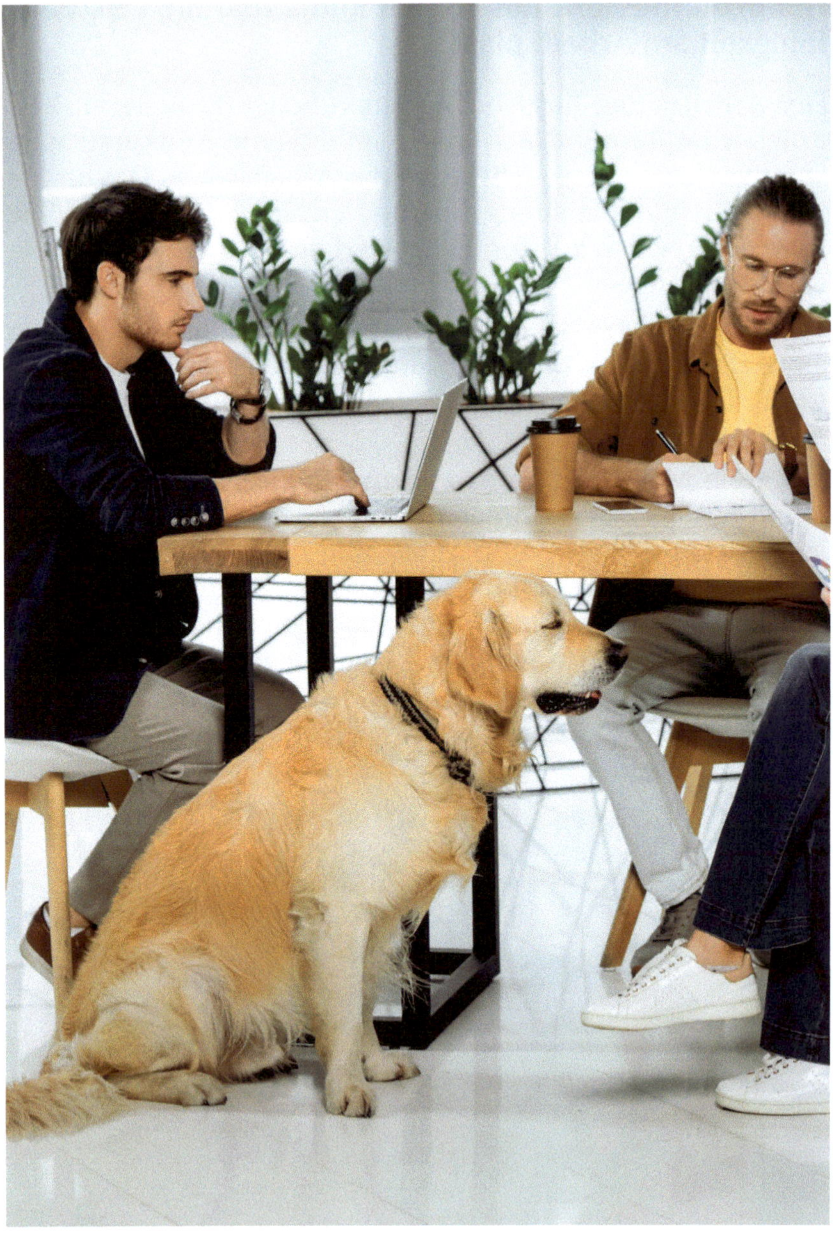

Bild 20 - Ein Hund am Arbeitsplatz verbessert das Arbeitsklima.

Der Bundesverband Bürohund e. V. informiert Unternehmer über die Vorteile von Hunden am Arbeitsplatz und klärt darüber auf, wie sich die Tiere harmonisch in den Büroalltag integrieren lassen. Der Hund muss sich wohlfühlen und auch die Interessen von Mitarbeitern, die vielleicht nicht so begeistert von Tieren sind, müssen berücksichtigt werden. Daher ist es sinnvoll, feste Regeln einzuführen. Dazu können etwa hundefreie Zonen und eine Leinenpflicht außerhalb des eigenen Büros zählen. Derartige Regeln fördern die Kompromissbereitschaft und die Akzeptanz auch durch Mitarbeiter, die dem Thema Bürohund eher skeptisch gegenüberstehen. Das ist eine wichtige Voraussetzung, damit der Hund keine Ablehnung erfährt und möglicherweise noch zum Streitthema unter Kollegen wird. Fühlt sich niemand durch den Hund belästigt, legen sich etwaige Bedenken meist im Laufe der Zeit und das Interesse am Hund wächst: Ja sogar erobert er oft die Herzen selbst der Skeptiker im Sturm.

Die wichtigste Voraussetzung neben einer Regelung für Bürohunde ist, dass ein vierbeiniger Begleiter sich zu benehmen weiß. Da Hunde sich an klaren Regeln bestens orientieren können, hilft die Zuweisung eines festen Liegeplatzes im Raum, bevorzugt in der Nähe seines Menschen - das kann ein Platz unter dem Schreibtisch oder daneben sein. Der Platz für den Hund sollte nicht ***„mitten im Geschehen“*** oder direkt an der Tür sein. - Als Puffer dient sozusagen sein Mensch, der sich zwischen dem Hund und den Kollegen befindet, die den Raum betreten. Das Tier seinerseits hat einen guten Beobachtungsposten und fühlt sich sicher und keinesfalls bedrängt. So gewöhnt er sich recht schnell an die Abläufe und das Geschehen im Büro, und Kollegen mit etwaigen Bedenken können diese ebenso schnell ablegen.

Hat sich der Hund eingewöhnt und seine Anwesenheit ist zur Routine geworden, erfreut sein Anblick üblicherweise den Besitzer sowie seine Kollegen. Ein freundliches Schwanzwedeln hebt die allgemeine Stimmung, ein Blick in die sanften Hundeaugen wirkt beruhigend, ein leichtes über die Hand schlecken des Hundes nach einer Leckerli-Gabe begeistert. Ein zwischenzeitlich träumender oder schnarchender Hund sorgt für Aufheiterung und allein seine Anwesenheit kann den Stresspegel der Mitarbeiter senken. Der Hund sorgt immer wieder für neuen Gesprächsstoff, was die Kommunikation und Interaktion unter den Kollegen verbessern kann.

Kurze Minipausen, um den Hund zu streicheln, wirken sich kaum negativ auf das Arbeitspensum aus. Vielmehr tragen die Tiere zur Entspannung bei und können die Konzentrations- und Leistungsfähigkeit verbessern. Ein Spaziergang mit dem Hund in der Mittagspause verschafft frische Luft und Bewegung, anschließend kann die Arbeit mit frischer Kraft weitergehen.

Nach Ansicht des Bundesverbandes Bürohund e. V. können Hunde am Arbeitsplatz prophylaktisch gegen Burnout wirken. Durch Stress reduzierende Effekte können Hunde seelischen Belastungen entgegenwirken, das Wohlbefinden steigern und somit tragen sie zu einer besseren gesundheitlichen Konstitution bei, was physisch und psychisch bedingte Ausfallzeiten reduziert. Damit sinkt wiederum der Stress auch für Kollegen, die bei gesundheitsbedingten Ausfällen Mehrarbeit übernehmen müssen. Davon profitieren Mitarbeiter und Unternehmen letztendlich gleichermaßen. Bürohunde sind folglich ein ausgezeichneter Ansatz der vorbeugenden therapeutischen Unterstützung.

Tiere als Brücke zur Natur

Das Leben der Tiere orientiert sich ihrem ursprünglichen, natürlichen Wesen entsprechend an den Gesetzen und Gegebenheiten der Natur. Ihre Ursprünglichkeit haben auch domestizierte Haus- und Nutztiere nicht ganz abgelegt. Sie sind zwar an das Leben in menschlicher Obhut gewöhnt und werden versorgt, sie sind nicht den Gefahren in freier Wildbahn ausgesetzt und haben aufgrund der medizinischen Versorgung eine bessere gesundheitliche Konstitution und höhere Lebenserwartung – sie verfügen aber dennoch über ursprüngliche Wesenszüge und eine Verbundenheit zu natürlichen Vorgängen.

Insbesondere Hunde, die perfekt an das Zusammenleben mit Menschen angepasst sind, haben nicht vergessen und verlernt, ihre ursprünglichen, natürlichen Sinne einzusetzen und ihren Instinkten zu vertrauen. Alle anderen Tiere arrangieren sich zwar mit den Bedingungen und der Nähe zu Menschen, sie sind aber weniger angepasst als Hunde, sodass diese noch viel mehr ihre natürlichen Wesenszüge bewahrt haben.

Die Bedingungen für Tiere in freier Natur haben sich durch menschliche Eingriffe beträchtlich gewandelt. Die durch den Menschen veränderten Lebensräume sind kaum mehr mit der Vielfalt unberührter Wildnis vergleichbar. Trotzdem leben Tiere sich selbst überlassen und verlassen sich auf ihre natürlichen Veranlagungen.

Die Menschen erheben sich mit ihrem Intellekt über die Tiere, gleichzeitig erheben sie den Anspruch, über Tiere bestimmen zu dürfen und die Tiere und die Natur auszubeuten. Menschen zerstören die Natur und damit die Lebensräume vieler Tiere. Das spiegelt indes die Unterdrückung ihrer ureigenen Natur. Menschen möchten der Natur ihre eigenen Gesetze auferlegen und haben auch für sich selbst Regeln und Gesetze aufgestellt, die fernab allem Natürlichen sind.

Indem sie ihre eigentliche und wahre Natur leugnen, haben Menschen sich eine Selbsttäuschung auferlegt. Von einer solchen sind Tiere auch in menschlicher Obhut völlig frei.

Tiere sind folglich ein Bindeglied zur Natur und bieten mit ihrer unverfälschten Ursprünglichkeit auch den Menschen die Möglichkeit, sich auf ihr ursprüngliches Wesen zurückzubesinnen.

Für Menschen hat der Verstand Priorität, der auch über die emotionale Ebene gestellt wird. Der Verstand analysiert, bewertet und filtert, greift regulierend ein und verurteilt, was nicht in sein Schema passt. Er übertönt mit seiner unaufhörlichen Aktivität die innere Stimme des Menschen, die der Seele. Tiere dagegen sind ihrer Seele verbunden und diese ist der Natur verbunden - sie schwingt in ihrem natürlichem Gleichgewicht. Daher sind Tiere so viel weiser als Menschen und so viel heiler in sich selbst. Sie leben den Menschen damit genau das vor, was ihnen fehlt. Von ihnen können Menschen lernen, ihr eigenes inneres Gleichgewicht wieder zu finden, indem sie sich auf ihre Emotionen besinnen, die ein Ausdruck ihrer Seele sind: Auch die menschliche Seele ist Teil der Natur, der Natur intensiv verbunden und ebenso den Seelen der Tiere. Die Tiere bilden als Verbindungsglied zwischen Mensch und Natur eine Brücke. Diese dient den Menschen dazu, sich auf ihre eigenen Wurzeln, ihr eigentliches Wesen und die Natur als die Heimat ihrer Seele zurückzubesinnen.

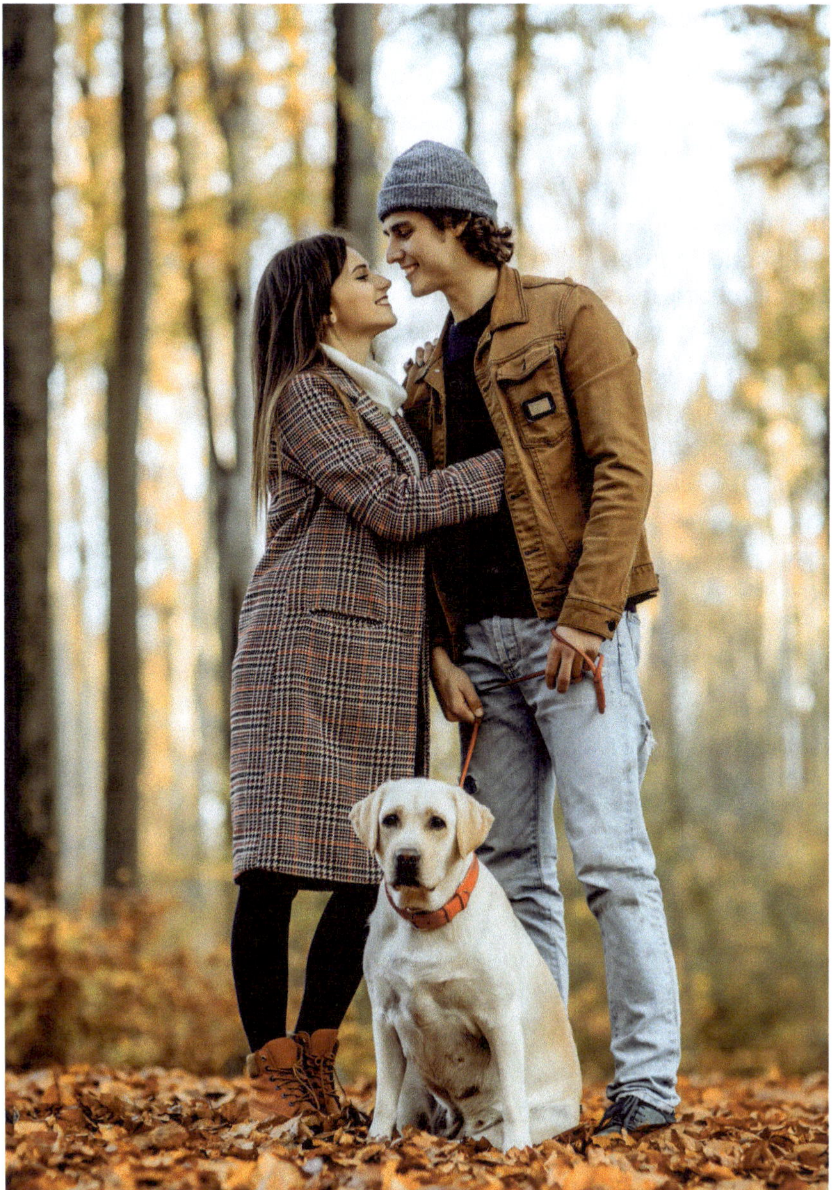

Bild 21 - Ein Hund ist für viele Menschen die Brücke und die Verbindung zur Natur.

Menschliche Scheinwelt und Selbsttäuschung

Menschen haben sich eine Komfortzone geschaffen, in einer vom technischen Fortschritt und von der Digitalisierung geprägten Welt. Diese Entwicklung führte jedoch nicht nur zu vielen Erleichterungen für die Menschen, gleichzeitig verkümmerten auch bestimmte Fähigkeiten und Sinne der Menschen. Menschen verlassen sich immer mehr auf ihre Maschinen und Gerätschaften und haben sich von diesen abhängig gemacht. Ein in der westlichen Zivilisation aufgewachsener Mensch wäre in freier Natur kaum überlebensfähig.

Ist dies nicht eigentlich ein evolutionärer Rückschritt unter dem Deckmantel des Fortschritts? Die Rückbesinnung auf das Tier im Menschen wäre indessen der wahre Fortschritt.

Dies würde allerdings eine Abkehr von vielen Errungenschaften der modernen Welt erfordern. Menschen müssten sich wieder auf das besinnen und verlassen, was ihnen die Natur gegeben hat: instinktive und intuitive Sinne, die Fähigkeit, ohne Maschinen, Wissenschaft und Forschung zu überleben, das Wissen und die Akzeptanz der ewigen, natürlichen Zyklen. Die Menschen müssten erkennen, dass ihre materielle Welt lediglich ein Abbild der Kräfte ist, die sie formen, sowie all das, an dem sie sich orientieren - und dass das, was sie für das einzig Existierende halten, eine Scheinwelt ist. Menschen müssten sich wieder der feinstofflichen Welt öffnen, jener Ebene des Seins, in der die Kräfte wirken, die sich in der materiellen Welt manifestieren. Die gesamte materielle Ebene des Seins ist indes lediglich ein Ausdruck dessen, was sie belebt.

Statt sich auf die Natur und ihr wahres Sebst rückzubesinnen, haben Menschen es jedoch fertiggebracht, innerhalb der materiellen Ebene auch noch virtuelle Realitäten zu schaffen, in denen sie sich oftmals verlieren.

Soziale Netzwerke werden zum Lebensmittelpunkt, multimediale Inhalte begleiten durch den Alltag und prägen diesen. Es ist unvorstellbar, dass Menschen sich diese neu geschaffene Lebensgrundlage einfach wieder selbst entziehen, um sich auf ihr eigentliches Wesen zurückzubesinnen. Deshalb brauchen sie die Tiere. Denn ohne Tiere würden sie jeglichen Bezug zum eigentlichen Leben, zum eigenen natürlichen Ursprung verlieren und vermutlich schließlich evolutionär verkümmern, da sie all ihre Fähigkeiten und Sinne unter der Herrschaft des Intellekts und durch diesen geschaffene Technologien begraben haben.

Der seelische Zerfall der Menschen, die Entfremdung vom eigenen Selbst, führt zu zahlreichen inneren Konflikten, denn selbstverständlich lässt sich die Natur als essenzielle Lebensgrundlage nicht einfach eliminieren und auch nicht zum Schweigen bringen.

Das führt zu einem Zwiespalt, der psychische und physische Leiden begünstigt. Die Natürlichkeit und Ursprünglichkeit der Tiere dagegen bewahrt die Essenz des Lebens, sie tragen diese offen in sich. Durch den Kontakt mit Tieren, durch die Nähe zu ihnen, kommen Menschen auch mit dem essenziellen und elementaren Aspekt des Seins wieder in Kontakt. Tiere bringen den Menschen ihre eigene Natur näher, denn diese ist jener der Tiere verbunden. Tiere tragen das verlorene Paradies in sich, welches Gegenstand des spirituellen Strebens, und dessen Verlust die Ursache menschlichen Leidens ist. Dies ist der Preis, den Menschen für die Priorisierung des Intellekts und die Herabwürdigung der Natur und ihrer Lebewesen bezahlen.

Die Natur neu entdecken

Haustiere bringen den Menschen ein Stück Natur zurück ins Leben. Das betrifft vor allem Stadtmenschen, die zwischen Betonbauten und Straßen kaum noch natürliche Lebensräume antreffen.

In ländlicher Umgebung hoppeln zwar noch Kaninchen herum, es streifen Füchse durch die Gegend, Rot- und Damwild springt durch Büsche und über Felder, Vögel fliegen umher und sorgen für akustische Begleitung. Dennoch sind Haustiere natürlich auch in ländlicher Umgebung anzutreffen, bringen sie die Natur doch noch näher, direkt ins eigene Leben. Das Zusammenleben mit einem Tier bringt die eigenen evolutionären Wurzeln näher und somit das eigene Wesen.

Damit sich ein Tier in menschlicher Gesellschaft wohlfühlt, müssen seine natürlichen Bedürfnisse so gut wie möglich berücksichtigt werden.

Das betrifft die Lebensbedingungen, die Umgebung, die Ernährung und den Umgang mit ihm. So stellen Tiere in menschlicher Obhut eine weitere Verbindung zur Natur her, denn der Mensch muss sich mit dem natürlichen Lebensraum des Tiers auseinandersetzen, indem er sich beispielsweise anhand von Büchern und Dokumentationssendungen informiert oder an kompetenter Stelle Informationen einholt.

Oft sehen Menschen die Natur nach der Anschaffung eines Tieres sowie im Laufe des Zusammenlebens mit anderen Augen. Für Nagetiere wächst allerlei Grün in der Natur, Aquarienbesitzer interessieren sich für natürliche Gewässer und sammeln Gehölze zur Gestaltung der Unterwasserwelt, Reiter erkunden die Umgebung mit ihrem Pferd, Hundebesitzer unternehmen regelmäßige Spaziergänge, Katzenbesitzer betrachten Mäuse, Vögel und Bäume aus Katzensicht. Viele Tierhalter setzen sich mit Pflanzen in der Umgebung auseinander, um zu erfahren, welche Pflanzen eventuell giftig für ihren Liebling sind und welche unbedenklich.

Ein weiterer Aspekt ist, dass Tiere einen gesunden Ausgleich zum Alltagsstress und den damit verbundenen Verpflichtungen schaffen. In Anwesenheit Ihres Tieres dürfen Sie sich frei fühlen, frei kommunizieren, frei agieren. Sie dürfen ganz authentisch sein, ebenso wie es Ihr Tier ist.

Während einige Tiere durch ihre Anwesenheit ***„nur"*** eine Verbindung zur Natur herstellen, führen andere zu einem häufigeren Aufenthalt in der Natur.

An erster Stelle sind hier Hunde zu nennen, die es lieben, mit ihren Menschen Wälder zu durchstreifen, die Gerüche der Umgebung in sich aufnehmen und so ihrem natürlichen Instinkt nachkommen können. Die Besitzer beobachten ihre Tiere bei deren Beschäftigungen und nehmen die Umgebung nicht selten immer intensiver mit den Augen eines Hundes wahr.

Sie erspähen Bewegungen aus den Augenwinkeln ebenso zeitig wie ein jagdambitionierter Hund, den sie rechtzeitig vom Losstürmen abhalten möchten, oder sie registrieren Pferdeäpfel, noch ehe ihr Labrador sich darüber hermachen kann. So schärfen Menschen unterwegs ihre Sinne in derselben Weise wie Hunde. Unwegsames Gelände, Regenschauer und schlammverkrustete Schuhe sind für viele Hundehalter Normalität - eine sterile, unnatürliche Umgebung wird derweil aus dem Alltag verbannt. Begeben Sie sich zusammen mit Ihrem Hund auf längere Ausflüge, schweift Ihr Blick vermutlich an manchen Tagen gen Himmel, um rechtzeitig vor dem nächsten Wolkenbruch ins Trockene zu gelangen. Sie erspüren vielleicht auch das Knistern der aufgeladenen Luft, bevor sich ein Gewitter anbahnt. Ihre Sinne öffnen sich zunehmend - darunter auch solche, die Ihrem tiefen Inneren entstammen. Sie verlassen sich nicht mehr nur auf Ihre Augen, sondern fühlen sich in manch einer Situation in Ihren Hund hinein, um zu erspüren, auf was er reagiert, ob er angespannt lauert oder nur interessiert lauscht oder beobachtet.

Das Zusammenleben mit einem Hund gibt Ihnen die einzigartige Chance, auf gemeinsamen Spaziergängen völlig in die Natur einzutauchen, denn Ihr Hund lebt es Ihnen vor.

Sie können feststellen, dass ein Wald nicht nur optisch aus Bäumen besteht, sondern dass Sie diese auch fühlen und berühren können. Ihre Sinne können sich derart entwickeln, dass Sie das pulsierende Leben der Natur schließlich in sich selbst empfinden und ganz darin aufgehen. Dies ist die seelische Ebene der Natur, der Ihre eigene Seele verbunden ist. Es sind die feinstofflichen Kräfte, welche die Natur durchziehen und beleben, die sich in ihrer verdichteten Form zu dem fügen, was Ihre Augen sehen. Derartige Ausflüge in die Natur bringen Ihnen nicht nur diese näher, sondern auch Ihre eigene Natur, Ihr ursprüngliches Wesen, das in Ihnen wieder zum Leben erwachen darf. Ihre Seele wird derweil wieder befreit aus den Tiefen des Unbewussten, in das sie Intellekt und Ratio verbannt haben. Sie verbinden sich wieder mit dem reinen Sein.

Als Beispiel wurden hier Ausflüge mit Ihrem Hund in der Natur aufgeführt, da zwischen Mensch und Hund meist eine sehr enge Bindung besteht. Infolgedessen können Hund und Mensch dann auch meist lautlos miteineinander kommunizieren und interagieren. Hunde erkunden die Umgebung interessiert und intensiv, was auch dem Besitzer die Augen und Sinne für Dinge öffnet, die er andernfalls vielleicht gar nicht wahrgenommen hätte.

Selbstverständlich sind Ausritte in die Natur ebenfalls eine Bereicherung und auch Pferde reagieren mit ihren feinen Sinnen auf die Umgebung. Es gibt weiter Katzen, die ihre Menschen auf Spaziergängen begleiten und die Pflege von Weidetieren führt zu regelmäßigen Aufenthalten in deren oft noch relativ natürlicher Umgebung. Die Haltung eigener Tiere ist nicht erforderlich, um sich in der Natur aufzuhalten und diese zu erkunden. Bestimmte Tierarten aber sind eine besondere Motivation, dies zu tun, und insbesondere Hunde müssen auch dann raus, wenn das Wetter weniger einladend ist.

Menschen und Tiere in universeller Verbundenheit

Die evolutionäre Verbundenheit der Tiere und Menschen wurde bereits erläutert: In seiner embryonalen Entwicklung durchläuft der Mensch dieses Erbe und verschiedene Bereiche des Gehirns weisen noch immer Strukturen auf wie jene von Reptilien und höheren Säugetieren. Diese Tiere haben daher auch genetische Anlagen und Instinkte, welche mit jenen vergleichbar sind, die im Menschen schlummern.

Ebenso wurde die Verbundenheit der Seele von Mensch und Tier erwähnt: Die Seelen haben denselben Ursprung und sind in derselben energetischen Sphäre beheimatet. Deshalb besteht auch eine seelische Verbindung zwischen Menschen und Tieren. Diese nutzen zum Beispiel Schamanen zu Heilzwecken, um Kontakt mit einem Krafttier aufzunehmen oder, um sich dem eigenen Ursprung, der eigenen Ganzheit wieder anzunähern. Tiere sind im Schamanismus wichtige Helfer beim Aufspüren und Ausgleichen von Disharmonien.

Weiterhin zeigt sich die Verbindung und Verbundenheit zwischen Menschen und Tieren in der sogenannten Du-Evidenz. Vor allem bei Haustieren wie Hunden beobachten Menschen oft Regungen, die sie von sich selbst kennen. Das setzt voraus, dass das Tier als ***„Du"*** wahrgenommen wird und eine enge Beziehung zu ihm besteht. Eine solche Beziehung ähnelt im Hinblick auf Zuneigung, Vertrautheit und dem Wunsch nach Nähe durchaus Beziehungen im zwischenmenschlichen Bereich. Die Tiere werden als Individuen mit eigenen Bedürfnissen betrachtet. Menschen wähnen Tiere in diesen Fällen auf der gleichen Ebene wie sie selbst und dementsprechend interagieren sie auch mit diesen.

Eine enge Verbindung zum Tier zeigt sich nicht zuletzt darin, dass beim Umgang miteinander sowohl Tier als auch Mensch Oxytocin produzieren. Dieses Bindungshormon verstärkt durch neurobiologische Vorgänge die gegenseitige Verbundenheit, ebenso das Vertrauen.

Das innige Verhältnis erfährt eine weitere Intensivierung dadurch, dass Tiere Fürsorge brauchen. Der Mensch umsorgt sein Tier, kümmert sich um sein Wohlergehen und hat dadurch das Gefühl, gebraucht zu werden bzw. wichtig zu sein für das Tier, das im Mittelpunkt seiner Aufmerksamkeit steht. So können sich Menschen und Tiere durchaus als emotionale Einheit betrachten, durch die Tiefen ihrer Seelen miteinander verbunden.

Die Verbindung auf der Ebene des Fühlens

Fühlen ist nicht gleich fühlen: Hier unterscheiden sich Mensch und Tier in der Art ihrer Empfindungen. Tiere fühlen instinktiv, Menschen emotional. Es ist jedoch nicht so, dass allen Menschen das instinktive Fühlen gänzlich fehlen würde. Die meisten Menschen haben sich jedoch im Gegensatz zu Tieren zu sehr von ihrem eigenen ursprünglichen Wesen entfremdet. Menschliche Emotionen sind immer auch mit einer Wertung verbunden, denn Fühlen ist nicht einfach ein natürlicher Wesenszug. Menschen kennen gute und schlechte Gefühle, erwünschte und unerwünschte Emotionen. Trauer wird nicht gerne empfunden, Aggression und Triebhaftigkeit gelten bei Tieren als normal, Menschen sollen idealerweise über solch ***„niederen"*** Gefühlen stehen. Bei Menschen ist das Fühlen immer auch dem Denken und gesellschaftlichen Standards unterworfen, gegenüber dem Verstand und Intellekt gilt es als zweitrangig.

Tiere fühlen anders, sie unterdrücken ihr Empfinden nicht und bewerten es nicht. Tierische Mütter wissen instinktiv, wie sie ihren Nachwuchs schützen und versorgen müssen, sie fühlen es, dieses natürliche Wissen, das sie in sich tragen. Menschliche Mütter umsorgen ihre Kinder ebenfalls. Sie lieben ihre Kinder und möchten sie behütet heranwachsen sehen. Dabei spielen allerdings Erwartungshaltungen von außen und gesellschaftliche Standards eine Rolle: Eine Mutter soll ihr Kind versorgen und derart fördern, dass es sich so entwickelt, wie es erwartet wird. Es wird mit anderen Kindern verglichen: Welches Kind lernt wann sprechen, wie gut kann es sich artikulieren, welches Kind krabbelt und läuft zuerst, wie verhält sich ein Kind gegenüber anderen Kindern und Erwachsenen, spielt es mit pädagogisch als sinnvoll eingestuften Spielwaren? Derartige Meinungen beeinflussen den Umgang der Mutter mit dem Kind und auch das Fühlen, denn die Mutter kann sich unzufrieden zeigen, wenn das Kind sich nicht wie gewünscht verhält oder entwickelt.

Unzufriedenheit kennen Tiere in dieser Form nicht, da ihr instinktives Fühlen als Teil ihrer selbst keine Erwartungshaltungen sowie gesellschaftliche und kulturelle Aspekte berücksichtigt.

Die Liebe der Tiere zueinander entstammt ihrem ureigenen Wesen und Naturell. Sie lieben, fühlen und agieren im Sinne und im Einklang mit der Natur. Diese berücksichtigt neben dem Individuum die gesamte Art: Tiere kümmern sich um den Erhalt der Art, damit die Vielfalt und das natürliche Gleichgewicht erhalten bleiben.

Tiere entscheiden sich nicht wie Menschen bewusst für Nachwuchs, um diesen aufwachsen zu sehen und dabei ein Gefühl der Erfüllung zu erleben. Sie entscheiden auch nicht, ob sie ihre Liebe einem oder drei Kindern schenken möchten. Tiere zeugen dann Nachwuchs, wenn die Natur die geeignetsten Überlebenschancen dafür bietet, sie zeugen weiter so viel Nachwuchs, dass dieser durch das vorliegende Nahrungsangebot überlebensfähig ist.

Das trifft natürlich nur dann in dieser Form zu, wenn der Mensch nicht in das natürliche Gleichgewicht der Natur eingreift – er tut dies dann, wenn er Tierarten ausrottet, indem er Tiere ihre Lebensräume nimmt, wenn er Nahrungsketten unterbricht, natürliche Gebiete umformt und Fressfeinde reduziert.

Ansonsten reguliert sich die Natur beziehungsweise ihr natürliches Gleichgewicht zuverlässig selbst und Tiere fühlen instinktiv, wann sie sich wie zu verhalten haben - als Individuum und im Sinne der Natur. Das funktioniert, weil Tiere der Natur intensiv verbunden sind und ebenso, weil ihre Seelen untereinander verbunden sind. Die Seelen als Bestandteil der Natur kommunizieren in ihrer Essenz über das Fühlen miteinander. Diese Fähigkeit ist den Menschen abhandengekommen, oder genauer gesagt: Intellekt und Verstand grenzen diese Fähigkeit aus, überlagern diese, verbannen sie aus dem Bewusstsein.

Das Fühlen hat sich bei Menschen auf die emotionale Ebene verlagert, die ebenfalls eine Ausdrucksform der Seele ist, jedoch wesentlich weniger ursprünglich als bei Tieren.

Dennoch sind Tiere und Menschen auch über das Fühlen miteinander verbunden. Das instinktive Fühlen der Tiere entstammt lediglich einer tieferen, ursprünglichen Ebene im Vergleich zum emotionalen Fühlen, doch beides ist seelische Schwingung. Darüber sind auch die Seelen miteinander verbunden, durchzogen von derselben Urkraft, aus der alles Leben hervorgeht. Aus diesem Grund können Menschen und Tiere trotz ihrer unterschiedlichen Wahrnehmungs- sowie Ausdrucksmöglichkeiten und -fähigkeiten derart intensiv miteinander interagieren und kommunizieren, dass es scheint, als wären sie zu einer Einheit verschmolzen.

Unter den Seelen findet ein energetischer Austausch statt, sie interagieren auf einer feineren Schwingungsebene miteinander. Dieser energetische Austausch ermöglicht auch bspw. die Tierkommunikation - wenn ein Mensch bereit ist, sich diesen Schwingungen zu öffnen und seiner sowie der Seele des Tieres zu lauschen.

Ebenso erreichen die heilenden Schwingungen der Tiere die Seele des Menschen über diese feinstoffliche Ebene – über die feinstoffliche Ebene können sich die Schwingungen bis in die physische Wahrnehmung und bis zum physischen Körper hin entfalten. Die heilenden Schwingungen aus dem Tierreich sind rein und ursprünglich, da sie über das instinktive, dem Ursprung verbundene Fühlen ausgesandt werden, zu dem der Mensch weitgehend den Zugang verloren hat. Durch die seelische Verbundenheit mit dem Reich der Tiere kann er sie jedoch auf emotionaler Ebene empfangen.

Tiere sind in der Lage, tiefe Zuneigung gegenüber Menschen zu entwickeln. Diese Zuneigung entstammt ebenfalls den tieferen Schichten des Fühlens und ist deshalb so unverfälscht und authentisch wie alles, was Tiere aussenden.

So verwundert es kaum, dass viele Menschen den Wunsch hegen, Tiere um sich zu haben: Sie selbst empfinden ebenfalls Zuneigung für Tiere, durch diese Zuneigung schwingt aber stets auch das Ego mit, welches eine rationale Bewertung vornimmt.

Diesem Gefühl des Menschen fehlt daher die ursprüngliche Reinheit und Offenheit, die Menschen ihrerseits durch die Liebe und Zuneigung eines Tieres empfangen.

Sie können sich diesem Zustand jedoch wieder annähern, wenn Sie sich Ihrem eigenen Ursprung, Ihrem innersten Wesen, Ihrer Seele und der Natur öffnen. Tiere helfen Ihnen dabei und durch die universelle Verbundenheit zu ihnen machen Sie die Erfahrung des instinktiven Fühlens.

Diese Intuition können Sie sich zu Eigen machen, genauso wie das pulsierende Leben der Natur, wenn Sie sich nur dafür öffnen. Es ist zweifelsfrei ein Lernprozess, denn die Abspaltung von den eigenen Wurzeln und von der Regieübernahme durch den Intellekt erfolgte durch einen langen evolutionären Prozess. Eine Rückbesinnung ist trotzdem möglich, da alles noch in den verdrängten, verborgenen und unbewussten Schichten Ihrer selbst vorhanden ist.

Die tief verwurzelte Verwandtschaft zum Reich der Tiere zeigt sich schließlich auch in der embryonalen Entwicklung und in allen Ähnlichkeiten, die Tiere und Menschen noch heute aufweisen. Was sich physisch ausdrückt, ist stets auch seelisch vorhanden: Die Seele ist das feinstoffliche Pendant des Körpers, die im physischen Körper schwingt.

Die innere Zerrissenheit des Menschen

Die Entwicklung des Intellekts, der Menschen von den Tieren abhebt, fand auf Kosten der Intuition und der Selbstwahrnehmung statt. Dadurch ist eine Leere im Menschen entstanden, denn etwas Essenzielles in ihm wurde aus seinem Dasein verbannt: Das Wissen, das bewusst sein darüber, dass alles Existierende mit- und ineinander schwingt. Die Abgrenzung von Teilen seiner selbst bedeutet zwangsläufig auch die Abgrenzung von anderen Ebenen des Seins. Die Wahrnehmungs- und Kommunikationsfähigkeit der Menschen beschränkt sich großteils auf Materielles, das gesprochene und geschriebene Wort. Die Verbundenheit und Vernetzung mit allen Ebenen und Wesenheiten ist dennoch in einer latenten Ebene vorhanden. Durch Computertechnologien, Mobilfunk und Internet hat dagegen eine andere Art der Vernetzung erneut Einzug in unser Leben erhalten - es handelt sich bei der Vernetzung wie bei anderen technologischen Entwicklungen und Gerätschaften auch um eine Nachahmung dessen, was für Tiere noch selbstverständlich ist, was diese ohne jegliche Hilfsmittel beherrschen. Es gehört zur Natur der Tiere und allen Lebens.

Von dieser Natur hat sich der Mensch entfernt und entfremdet. Nun entwickelt er Technologien, die das beherrschen, wozu er selbst nicht mehr in der Lage ist. Forschergeist und der Drang, Innovationen zu schaffen, treibt die Menschen zu derartigen Entwicklungen an. Doch statt sich selbst zu erforschen und die eigene innere Zerrissenheit zu heilen, lassen Menschen Maschinen für sich arbeiten, die sie mit ihren intellektuellen Fähigkeiten entwickelt haben. Würden sie sich dagegen auf ihr Fühlen und ihre Intuition besinnen, wären sie ohne derartige Hilfsmittel selbst in der Lage, mit allem Existierenden in Verbindung zu treten und zu interagieren - so, wie Tiere es vermögen.

Die innere Zerrissenheit betrifft die Abspaltung und Verbannung der Seele und ihrer Fähigkeiten zugunsten der intellektuellen Erhabenheit. Es ist die Kluft zwischen Denken und Fühlen und die Abtrennung vom Ganzen, dem natürlichen Ursprung.

Tiere bringen dem Menschen allein durch ihre Existenz wieder näher, was ihm fehlt, wovon er sich abgespalten hat. Sie spiegeln das, was der Mensch im tiefsten Inneren selbst ist - ein Tierwesen, hervorgegangen aus der Natur. Menschen haben vergessen, wer sie sind. Tiere sind der Seelenspiegel des Menschen, in dem dieser Aspekte seiner selbst erkennen kann. Das ständige Streben nach Fortschritt lenkt die Menschheit von der Suche nach seinen Ursprüngen im eigenen Inneren ab. Keine technologische Entwicklung kann das verdrängte Selbst ersetzen, diese verstärkt die Kluft und Zerrissenheit nur umso mehr.

Deshalb haben es sich Tiere zur Aufgabe gemacht, Menschen zur Seite zu stehen, ihnen die heilenden Schwingungen zu übermitteln, die den Schmerz des Verlusts eindämmen - entstammen diese Schwingungen doch den vergessenen und aus der menschlicher Wahrnehmung verbannten gemeinsamen Wurzeln.

Alle Lebewesen entstammen der universellen Einheit, welche die Natur mit all ihren Lebensformen bildet. Da der Mensch sich von der Natur und seinen Ursprüngen entfernt hat, ist infolgedessen auch die Natur selbst aus ihrem natürlichen Gleichgewicht geraten.

Indem Tiere dem Menschen zur Seite stehen, helfen sie diesem und der Natur, der gemeinsamen Heimat, gleichermaßen.

Spiegelfunktion der Tiere

Aristoteles ging von einem hierarchischen Weltbild aus: Die untere Ebene bildet das vegetative Reich der Pflanzen, darüber steht das sinnlich geprägte Tierreich und die obere Ebene wird durch die Menschen mit ihrem rationalen Denkvermögen gebildet. Diese kosmische Ordnung bildet eine Einheit. Der Mensch wiederum bildet ein Pendant zu dieser dreigeteilten Einheit, denn in ihm sind Körper, Seele und Geist vereint.

In seiner Schrift De Anima (*„Über die Seele"*) bezeichnet Aristoteles die Seele als Lebensprinzip, wobei die Seele Pflanzen, Tiere und Menschen belebt. Die Seele selbst entstammt dem Geist, der Körper eines jeden Lebewesens ist die materielle Manifestation von Geist und Seele, weshalb der Körper ohne Geist und Seele nicht existieren kann.

Der Geist benötigt die Seele als seine Ausdrucksform, die Seele drückt sich wiederum im Körper aus, indem sie ihn mit dem geistigen Lebensfunken nährt. Dies nennt man auch die Dreieinigkeit des Seins. Körper, Seele und Geist sind miteinander verwoben und als Pendant der kosmischen oder universellen Dreieinigkeit ein Spiegel, der im Kleinen das Große zeigt. Ebenso bildet die Natur die Dreieinigkeit durch die Ebenen der Pflanzen, der Tiere und der Menschen ab.

Der Mensch aber erhebt sich selbst mit seiner Fähigkeit zum rationellen Denken und seinem Verstand über alles, er betrachtet sich als abgegrenzt vom Ganzen und nicht als Teil der Natur. Er setzt seine Denkfähigkeit dem Geist gleich, orientiert sich damit aber ausschließlich materiell, was ein Widerspruch in sich ist.

Er übersieht hierbei, dass er als Teil einer universellen Einheit nicht ohne die belebenden Kräfte der Natur existieren könnte, was in der materiellen Manifestation durch die Nahrungsaufnahme veranschaulicht wird: Fehlt dem Menschen Nahrung, bedeutet das seinen Tod. Der Mensch ist also keinesfalls unabhängig von den anderen Teilen der Natur zu betrachten.

Es verkümmern und sterben auch Anteile im Menschen, wenn er seine eigene Einheit, bestehend aus Geist, Seele und Körper, nicht anerkennt und Teile seiner selbst in der Wahrnehmung abtrennt, und etwas von sich aus dieser Einheit löst.

Seelische Regungen, hervorgerufen durch geistig Impulse, die sich in Emotionen wie Wut, Freude, Angst oder Hass ausdrücken, gehen immer auch mit körperlichen Reaktionen einher.

Auch das zeigt die enge Verbundenheit, die Untrennbarkeit, die jedem Lebewesen innewohnt. Ohne die belebende Kraft der Seele zerfällt der Körper - indem der Mensch versucht, sich von seiner Seele abzuspalten, zerfallen auch wesentliche Aspekte in ihm - das Wissen um seine eigene Einheit sowie um seine belebende Antriebskraft.

Den Geist verwechselt der Mensch nicht selten mit messbaren Gehirnströmen, die mit jeglicher Gehirnaktivität, etwa dem Denken und Steuern von Körperfunktionen, einhergehen.

Er übersieht dabei, dass das Gehirn wie auch der gesamte Körper für seine Funktionalität Nährstoffe benötigt, die er aus den materiellen Manifestationen des belebten Pflanzen- und Tierreichs der Natur bezieht. Wäre das Gehirn dem Geist gleichzusetzen, würde das bedeuten, dass der Geist nicht ohne materielle Nährstoffe existieren könnte. Es würde ferner bedeuten, dass die Materie über die Existenz des Geistes bestimmen würde.

Der Mensch leugnet jedoch nicht völlig die Existenz von Geist und Seele, sondern er stellt sie lediglich körperlichen Phänomenen wie messbaren Gefühlsregungen und Gehirnaktivitäten gleich. Er übersieht, dass beides Ausdrucksformen des Essenziellen sind, das erst in seinem Zusammenwirken und seiner Verbundenheit alles Leben möglich macht.

Stellen Sie sich als Beispiel das Auge vor. Das Auge selbst ist Materie, ein Teil des Körpers. Die Seele gibt dem Auge die Sehfähigkeit. Die Sehfähigkeit hätte allein – auch zusammen mit dem Auge – keinerlei Nutzen, wäre da nicht der Geist, der über die Seele den Impuls des Gesehenen empfängt und daraus ein Bild formen kann. Der Geist drückt sich also einerseits durch die Seele und den Körper aus, andererseits erfährt er sich selbst durch das, was ihm die Seele zurück übermittelt.

Was sie im Einzelnen zurück übermittelt, ist das, was die materielle Manifestation Auge im Zusammenwirken mit der Seele, hier in Form der visuellen Wahrnehmungsfähigkeit, empfängt.

Die Seele gibt der Materie und damit auch dem Körper in all seinen Bestandteilen folglich die essenzielle Funktionalität mit. Sie belebt das Auge durch die Seh- und Wahrnehmungsfähigkeit, die jedoch wertlos wäre und verpuffen würde, wenn nicht der Geist diesen Impuls wieder empfangen und das zugehörige Bild formen würde.

Ebenso belebt die Seele den Körper des Menschen im Ganzen mit dem Impuls, den sie aus dem Geist empfängt, und alles Leben und Erleben führt sie wieder dem Geist zu. So erfährt dieser sich selbst. Gleichermaßen ist das, was der Geist aus dem Zusammenspiel von Seele und Körper empfängt, seine Nahrung.

Dies spiegelt sich darin, dass das Gehirn als ein belebter Aspekt des Geistes Nahrung aus der materiellen Ebene aufnehmen muss, um zu funktionieren. Das Gehirn aber aus diesem Grund mit dem Geist gleichzusetzen, ist menschliche Kleinsicht.

Diese Kleinsicht ist das Ergebnis der eingeschränkten Wahrnehmung, die sich der Mensch selbst auferlegt hat, indem er sich über die anderen Ebenen der Natur erhebt.

In seiner (fehlerhaften) Selbstwahrnehmung trennt er sich von der Nahrung ab, die er zum Leben benötigt; ja, er hat sich sogar der Einheit, der er angehört, entfremdet. Er hat sich selbst aus dem Paradies entfernt, dessen Teil er ist – infolgedessen ist er in sich selbst sowie in seiner bewussten, denkenden Existenz, unvollständig geworden. Die Leugnung der universellen Einheit auf allen Ebenen des Seins, wie sie sich in jeglichem Leben ausdrückt, bedeutet die Leugnung seiner selbst.

Der Mensch hat sich damit selbst Un-Heil auferlegt: Die Einheit ist heil, wird ihr etwas genommen, ist sie unheil. Das ist der Grund für zahlreiche Krankheiten. Verliert das Auge etwa seine Sehfähigkeit, funktioniert der übertragene geistige Impuls nicht mehr.

Derartiges verwundert kaum, wenn ein Mensch Seele und Geist in ihrer unsichtbaren essenziellen Form leugnet und ausgrenzt. Jegliches körperliche Leiden hat immer auch seelische Ursachen, die der feinstoffliche Ausdruck des Geistigen sind - und dessen belebender Impuls dem Körper zugeführt wird.

Der Geist, der sich in einer Pflanzen- oder Tierseele ausdrückt, kann nicht minderwertiger sein als jener, der den Lebensfunken einer Menschenseele übermittelt. Bei den unterschiedlichen Erscheinungsformen handelt es sich lediglich um andere schöpferische Aspekte, die derselben universellen Quelle entstammen.

Sich davon auszugrenzen, ist eine grobe Fehlentscheidung des freien menschlichen Willens, der durch die Denkfähigkeit beeinflusst wird.

Selbstverständlich sind Menschen noch immer Teil der Natur als Einheit. In ihrer Wahrnehmung haben sie sich aber davon gelöst, wie sie sich in der Wahrnehmung von dem gelöst haben, was sie selbst belebt und erst existenzfähig macht. Den eigenen Ursprung, die universelle Einheit, haben sie somit in ihrer Wahrnehmung völlig aus dem eigenen Sein verbannt.

Tiere spiegeln verlorenes Wissen

Die gesamte Natur spiegelt dem Menschen die universelle Einheit, die auch dem Menschen innewohnt. Für uns Menschen sind jedoch Tiere - insbesondere Säugetiere, die uns im Aussehen gleichen, die ein Gesicht haben und vier Gliedmaßen zur Fortbewegung nutzen, die weiter auf dieselbe Art Nachwuchs erzeugen wie Menschen, die ähnliche grundlegende Ernährungsbedürfnisse haben, die in einem Schlaf-Wach-Rhythmus leben - aufgrund der genannten Ähnlichkeiten besser erfassbar als Pflanzen. Denn Pflanzen weichen im Habitus von uns ab, sie haben keine Augen, keine Zähne zum Zerkleinern der Nahrung, keinen Verdauungstrakt zur Verwertung der Nahrung und keinen Sexualtrieb wie Menschen und Tiere.

Daher sind Tiere das Glied der universellen Einheit, das dem Menschen den Spiegel vorhält. Tiere können deutlicher und auf einer anschaulicheren Ebene mit Menschen agieren als Pflanzen.

In einigen Bereichen können Menschen Aspekte von sich selbst in Tieren erkennen, weshalb sie sich mit Tieren verbundener fühlen als mit dem Pflanzenreich oder der Natur in ihrer Gesamtheit. Auf die Ausdrucksmöglichkeiten der Tiere können Menschen reagieren, sie empfangen etwas von ihnen, verschließen sich nicht vor der Wahrnehmung und können die empfangenen Signale auf ihre Weise verarbeiten. Darauf aufbauend können sie Selbsterkenntnis erlangen, sich selbst wiederfinden, die eigene Ausgrenzung überwinden. Tiere spiegeln Menschen deren innere Disharmonien, die oft Ursache für Leiden und Krankheiten sind, die emotionales Unbehagen hervorrufen können und an zahlreichen alltäglichen menschlichen Problemen und Konflikten beteiligt sind.

Da sich Tiere anders als Menschen nicht der universellen Einheit entfremdet haben, halten sie auch diesbezüglich einen Spiegel vor: Tiere leben vor, was Menschen in ihrem natürlichen Ursprung ebenfalls sind.

Tiere leben im Einklang mit der Natur, dessen Teil sie sind und zeigen auf diese Weise auf, wie Menschen ihre inneren Disharmonien überwinden können. Da sie sich in natürlicher Einheit mit allem befinden, nehmen sie zudem Schwingungen auf, die sie aus allem anderen, das dieser Einheit angehört, empfangen. Dazu zählen auch Menschen, auch wenn Selbige diesen Fakt bisweilen nicht wahrhaben wollen.

So erklärt es sich, dass Tiere sogar menschliche Disharmonien in sich aufnehmen. Dafür strahlen sie selbst ihre harmonische Existenz aus sowie das Bonum der universellen Einheit. Diese Harmonie nimmt der Mensch wiederum in sich auf, und zwar unabhängig davon, ob seine Wahrnehmung das zulässt und er diese Schwingungen sich entfalten lässt - oder ob er sie leugnet und weiterhin aus seiner Existenz verbannen möchte.

Der freie Wille des Menschen funktioniert in beide Richtungen: Ausgrenzung aus der Einheit ist möglich, sowie gleichermaßen Rückkehr in diese Einheit.

Tiere stellen sich den Menschen als Führer für die Rückkehr zur Einheit zur Verfügung, sie bringen die heilenden Schwingungen mit, die Menschen in ihrer Ausgrenzung und Disharmonie fehlen. Zugleich nehmen sie Menschen Lasten ab, indem sie das auf sich nehmen, was sie von der inneren Zerrissenheit der Menschen empfangen. Dadurch erklärt sich das Phänomen, dass Haustiere gelegentlich an denselben Erkrankungen wie ihre Menschen leiden oder dass sie schlichtweg durch die Anteilnahme am menschlichen Ungleichgewicht erkranken. Kann die menschliche Seele ihren Daseinszweck nicht erfüllen, meldet sie dies in Beschwerden, die der Mensch als seelisches und/ oder körperliches Unwohlsein wahrnimmt. Einen Teil dieser Beschwerden nehmen Tiere ihren Menschen ab – und sie geben sogar heile Seelenschwingungen an die Menschen zurück.

Spiegelfunktion und biologische Prozesse

Tief im Inneren verborgen schlummert im Menschen noch das Wissen um den gemeinsamen Ursprung und die Verbundenheit zu allen anderen Lebewesen. Intuitiv erfassen dies einige Menschen im Kontakt mit Tieren und fühlen sich ihnen nah. Die Ruhe, die eine schnurrende Katze ausstrahlt, überträgt sich ebenso auf den Menschen wie die Aufregung eines erregten Hundes. Begegnet Ihnen ein Mensch offenherzig und freundlich, regt sich auch in Ihnen etwas. Das Lachen eines anderen Menschen kann so ansteckend sein wie sein Gähnen, selbst das Gähnen von Tieren kann Selbiges beim Menschen auslösen.

Biologisch erklärt sich das – wie bereits oben erwähnt - durch sogenannte Spiegelneurone. Dabei handelt es sich um Nervenzellen, die einen beim Gegenüber ablaufenden Prozess im eigenen Körper auslösen. Beobachten Sie etwa einen gähnenden Menschen, erfolgt eine körperliche Reaktion in Ihnen und auch Sie müssen gähnen. Das betrifft analog Tiere. Ein Hund, der sich bei Ihrer Rückkehr überschwänglich freut, löst in Ihnen denselben Prozess aus, wie er bei eigener, selbst empfundenen Freude abläuft, und im Ergebnis ist die Freude ansteckend. Rufen Sie sich nochmals ins Bewusstsein, dass die Seele die belebende Essenz ist und gleichermaßen die Ebene des Fühlens: Sie dürfen davon ausgehen, dass Ihre Seele von den Schwingungen der Hundeseele berührt wird, mit diesen interagiert, und daraufhin den körperlichen Prozess auslöst, der auch im Hund stattfindet.

Dasselbe gilt auch umgekehrt. Allerdings sind Tiere wesentlich sensitiver und feinfühliger in der Wahrnehmung. Sie sind ihrer Seele viel ursprünglicher verbunden. Das erklärt, warum Tiere in der Lage sind, Missschwingungen und Disharmonien so intensiv zu erfassen, und warum sie einen Teil davon übernehmen. Aus diesem Grund erspüren Tiere Krankheiten und Leiden der Menschen und deshalb sind Tiere auch in der Lage, Menschen zu spiegeln.

Infolgedessen können sie auch über ihre Seele direkt heilende Schwingungen an die menschliche Seele übertragen, die sie gleichermaßen an den menschlichen Körper weiterleitet.

Das ist auch der Grund, warum es auf Menschen beruhigend wirkt, eine schnurrende, kuschelbedürftige Katze zu streicheln oder mit dem Hund auf dem Sofa zu kuscheln.

Es kann sogar ein Blick in die Augen des Tieres genügen, denn durch diese blickt Sie zugleich die Seele des Tieres an.

Durch Blickkontakt mit Ihrem Tier empfängt Ihre Seele direkt die Schwingungen, welche die Seele des Tieres aussendet - und umgekehrt. Tiere können folglich auf vielfältige Weise etwa Ihre Unruhe wahrnehmen und ihre eigene Ruhe, die aus der inneren Mitte ihres Wesens – wo sich Körper, Seele und Geist im Einklang befinden - entspringt, auf Sie übertragen. Tiere streben mit ihrem ursprünglichen Wesen nach Harmonie und tun das auch im Kontakt mit Ihnen. Tiere möchten Ihnen in jeglicher Hinsicht helfen, Ihr eigenes Gleichgewicht wiederzufinden, Ihre eigene Mitte, die Harmonie zwischen Körper, Seele und Geist. Sie möchten Sie zurück zu Ihrem ursprünglichen Wesen und zu Ihren Wurzeln führen – und damit zur Harmonie in Ihrem Inneren und infolgedessen zur universellen Einheit.

Das betrifft kleinere körperliche und seelische Prozesse ebenso wie das universelle Ganze, dem Sie, wie auch die Tiere, entstammen. Tiere nehmen Ihnen Lasten und Krankheiten ab, sie fungieren als Katalysator und Mittler - beispielsweise im sozialen Bereich oder, indem sie Ihre Einsamkeit lindern. Sie sind Helfer und Heiler auf körperlicher, geistiger und seelischer Ebene und unterstützen jede Art von Heilungsprozessen. Tiere spiegeln außerdem Menschen, beziehungsweise das, was in ihnen vorgeht. So bieten sie die Möglichkeit zur Selbsterkenntnis, zur Erweiterung der Wahrnehmung, zur Steigerung der eigenen Sensitivität, zur Schulung der Sinne und zur Rückbesinnung auf die eigenen und gemeinsamen Wurzeln.

Die universelle Weisheit der Tiere

Ihre Ursprünglichkeit und die Fähigkeit des instinktiven Fühlens macht Tiere weise. Sie verfügen über Wissen, das den Menschen verloren gegangen ist - Tiere sind indes in der Lage, dem Menschen dieses Wissen wieder näher zu bringen. Sie brauchen dazu nichts weiter als sich selbst, sie brauchen keine Werkzeuge und keine Maschinen. Darin sind Tiere den Menschen weit überlegen. Tiere wissen um den Schwingungsaustausch, ihnen ist die eigene Seele nicht fremd und darüber sind sie der universellen Einheit verbunden.

Das macht sie zu ausgezeichneten Lehrmeistern für Menschen, die sich als so erhaben über die Schöpfung betrachten und sich damit von dieser ausgegrenzt haben.

Die Verbundenheit, die Menschen Tieren gegenüber empfinden können, bildet eine Brücke zurück in das verlorene Paradies, zurück in die universelle Einheit. Dazu müssen wir jedoch loslassen, uns von dem Gedanken verabschieden, die Krone der Schöpfung zu sein. Wir müssen die Verbundenheit zur eigenen Seele wieder entdecken, denn nur so können wir auch wieder Harmonie in unserem Inneren finden. Nur dann kommen wir auch der Harmonie der Natur und der universellen Einheit wieder näher, der wir alle entstammen. Tiere sind die Bindeglieder dazu. Sie leben die Essenz dessen den Menschen vor, lassen ihn diese spüren und auf diese Weise an der verlorenen Einheit teilhaben.

Die Kraft der Stille - Tiere vermitteln Ruhe

Viele Tierarten kommunizieren über Lautäußerungen, die teils unhörbar für den Menschen sind. Tiere sind jedoch keinesfalls auf diese Art der Kommunikation angewiesen, wie sich bspw. deutlich an den Schwärmen von Zugvögeln in der Luft zeigt. So braucht es beim Start keine Absprachen hinsichtlich der Formation, und in der Luft können Vögel sich derart organisieren, dass kein Vogel mit dem anderen zusammenstößt und es kein Gerangel um die vorderen oder hinteren Plätze in der Formation gibt. Richtungswechsel führen sie als Einheit aus, ebenfalls, ohne sich über Laute abzustimmen.

Hunde, Katzen, Pferde und Esel sind besonders sensibel gegenüber dem, was im Menschen vorgeht. Dazu muss dieser keine verbale Erklärung abgeben.

Auch untereinander verständigen sich diese Tiere häufig schweigend. Lediglich Menschen sind darauf angewiesen, durch formulierte Wortkombinationen zu kommunizieren. Schweigend funktioniert die Kommunikation lediglich in schriftlicher Form. Kinder dagegen vermögen es häufig noch, sich wortlos und intuitiv bspw. über Bilder auszudrücken. Um Kinder zu verstehen, nutzen Erwachsene wiederum meist ihre Ratio und gesprochene Worte.

Menschen leben zumindest in der westlichen Zivilisation meist mit vielen Geräuschen oder sogar mit Lärm und sind somit einem teils starken Stressfaktor ausgesetzt. Bisweilen haben sie sich aber auch derart an Lärm gewöhnt, dass sie den Geräuschpegel um sich herum gar nicht mehr bewusst wahrnehmen. Sie leben inmitten von Stimmengewirr, Lärm von Maschinen, Geräuschen von Motoren von Flugzeugen und Autos, Baulärm, auch der Fernseher dröhnt oft im Hintergrund. Die Geräusche, von denen Menschen im Außen umgeben werden, überlagern die Stille im Inneren.

Tiere ruhen in ihrer Mitte und in der Sicherheit der universellen Einheit. Verbunden in dieser Einheit, tauschen sie sich aus und nehmen wahr, was um sie herum vorgeht. Die innere Aufgewühltheit und Unruhe der Menschen ist ihrem ureigenen Wesen fremd. Aus sich selbst heraus stehen sie mit allem in Verbindung und im Austausch. Diese Gabe ist Menschen meist fremd geworden. Viele Menschen sind mit dem Zustand der Stille völlig überfordert und übertönen diese, indem sie vielleicht das Radio einschalten oder die Gesellschaft anderer Menschen aufsuchen, um sich zu unterhalten und abzulenken.

Dabei könnten sie sich selbst in der Stille viel besser wahrnehmen und vernehmen als in der Hektik und dem Lärm des Alltags. Einige Menschen können nicht einmal einschlafen, wenn sie nicht von den Tönen des Fernsehers berieselt werden.

Herrscht dagegen im Außen Stille, kann auch innen Ruhe einkehren. Dann können Gedanken und Gefühle frei fließen, die Seele kann lautlos zu Wort kommen.

Diese Form der Stille empfinden manche Menschen tatsächlich als ***„zu klangvoll"***, sie ertragen es nur schwer, den inneren Stimmen, dem, was sich ohne akustische Effekte in ihnen regt, schweigend mit ihren Sinnen zu lauschen. Es überfordert sie. Nur im Traum, wenn das Bewusstsein schläft, sind sie unweigerlich damit konfrontiert.

Bekommt die Seele den Raum, sich im Menschen zu regen, umfasst das nicht nur Dinge, die den Menschen selbst betreffen, da die eigene Seele in Verbindung mit der gesamten seelischen Ebene steht und daher auch die Schwingungen anderer Seelen vom Menschen empfangen werden können. Genau das ist das Geheimnis der lautlosen Kommunikation der Tiere.

Einige Menschen suchen gezielt die Stille im Außen und Innen durch Meditation oder andere Techniken. Sie betrachten dies als Möglichkeit, ihre eigene Mitte zu finden – wie die Tiere – darüber hinaus dient Meditation als Weg der Erkenntnis und der spirituellen Entwicklung.

Auch die Seele äußert sich in Schwingungen, wie auch die gewohnten Töne und Klänge Schwingungen sind. Bestimmte Frequenzen kann das menschliche Ohr wahrnehmen, andere wiederum nicht. Deshalb sind diese Frequenzen dennoch existent und Tiere nehmen viele davon auf - instinktiv. Ihnen redet nicht ständig der Verstand dazwischen und ihre Emotionen toben nicht so ***„laut"*** im Inneren, dass sie den Drang verspüren, diese abzustellen oder zu übertönen.

Gedanken und Gefühle einfach fließen lassen, dabei die eigene innere Ruhe genießen, dies führt zur Beruhigung und Entspannung. Es ist reine Übungssache, sich darauf einzulassen und im Laufe der Zeit, wenn die innere Stimme nicht mehr den Eindruck hat, jede Gelegenheit nutzen zu müssen, um überhaupt wahrgenommen zu werden, entspannt auch sie sich.

Körper, Seele und Geist kommen einander wieder näher, stehen wieder miteinander in Verbindung, müssen keine Möglichkeiten mehr suchen, ihre Einheit wieder herzustellen. Tiere helfen dabei, indem sie es vorleben und ihre eigene Ruhe aus der inneren Mitte heraus ausstrahlen. Menschen können dies empfangen und sich dafür öffnen. Allein die Anwesenheit eines Tieres, der körperliche Kontakt mit ihm und das ruhige, entspannte Beisammensein helfen, wieder etwas mehr zu sich selbst zu finden, sich selbst im Innersten wahrzunehmen, Abstand von den Dingen des Alltags zu gewinnen und abzuschalten. Tiere unterstützen dabei, einen gesunden Ausgleich zu Lärm, Hektik und Stress zu schaffen, sodass sich die Sinne für die feineren Schwingungen und das eigene Selbst öffnen können.

Nonverbale Kommunikation

Die heilende Kraft der Tiere und ihre vielfältigen Möglichkeiten der Unterstützung in allen gesundheitlichen Belangen ist auch auf die nonverbale Kommunikation zurückzuführen. Die Fähigkeit zur nonverbalen Kommunikation besitzen Menschen zwar ebenso wie Tiere, was uns jedoch meist kaum bewusst ist - zu sehr dominiert die Sprache in Wort und Schrift als Kommunikationsform. In Sprache und Schrift übermitteln Menschen allerlei Informationen zu Sachverhalten oder sie tauschen sich über solche aus. Das können Smalltalk-Themen sein, es kann Dinge aus dem Alltag oder das Weltgeschehen betreffen, es kann sich um Erlebnisse und Wünsche handeln oder Fakten aus der Wissenschaft angehen. Die Übermittlung der Lerninhalte in der Schule erfolgt durch Sprache und Schrift, ebenso werden Erziehungsangelegenheiten auf diese Weise angegangen. Die kommunikative Ausdrucksfähigkeit in Sprache und Schrift beeinflusst zu einem großen Teil die Stellung, die ein Mensch in der Gesellschaft sowie im Berufsleben einnimmt.

Tiere kommunizieren überwiegend durch nonverbale Interaktionen und Signale. Die Kommunikation kann unterstreichend von Lauten begleitet sein, das Wesentliche wird jedoch nicht durch Laute, sondern durch Verhalten, Mimik, Gestik und Blicke übermittelt. Auch Berührungen können ein nonverbales Ausdrucksmittel sein. Der wesentliche Unterschied in der Kommunikation zum Menschen, der vornehmlich die Sprache als Kommunikationsmittel einsetzt, ist auch, dass Tiere in ihrer nonverbalen Kommunikation nicht lügen. Menschen können absichtlich Falsch- und Fehlinformationen weitergeben oder Worte gezielt manipulativ einsetzen. Worte können beleidigen und verletzen oder aber schmeicheln, je nach Intention und Motivation. Was ein Mensch sagt oder schreibt, muss nicht unbedingt glaubwürdig sein, sondern kann eine bewusste Täuschung sein, um das Gegenüber in eine bestimmte Richtung zu beeinflussen.

Die nonverbale Kommunikation der Tiere ist dagegen viel ehrlicher. Tiere kommunizieren das, was sie meinen und denken. Bei Menschen können indes Welten zwischen dem liegen, was sie sagen - und dem, was sie tatsächlich meinen, denken, wissen oder empfinden. Sarkasmus, Lüge, Intrige, Ironie, Beleidigung und Irreführung sind Teil der menschlichen Kommunikation – sie sind dagegen keine Mittel der Verständigung zwischen Tieren bzw. zwischen Tier und Mensch.

Tiere sind sehr ursprünglich in ihrer gesamten Ausdrucksform, sie übermitteln instinktives Wissen, intuitives Fühlen und ihr innerstes Wesen. Menschen beherrschen diese Form der Kommunikation nur noch rudimentär, etwa in Ausdrucksformen der ehrlichen Liebe und Leidenschaft – hier spricht man bekanntlich auch davon, dass bspw. ***„Blicke mehr als Worte sagen“***.

Tiere, hier insbesondere Säugetiere, sind nicht nur in der Lage, sich nonverbal auszudrücken, sondern auch, die nonverbale Sprache zu verstehen. Sie sind derart feinsinnig, dass sie auch in Menschen lesen können, wie in einem offenen Buch. Sie beobachten Menschen, nehmen in sich auf, was diese in vielen Facetten durch die Haltung, Mimik, Gestik und Augen ausdrücken. Zudem riechen und spüren sie, was in den Menschen vorgeht. Darauf reagieren sie unverfälscht mit all ihren eigenen nonverbalen Fähigkeiten. Sie erfassen kleinste chemische Veränderungen im menschlichen Stoffwechsel und erfahren so die Angst, Wut, Trauer, Schmerz oder Glücksgefühle des Menschen. Sie erhalten auf diese Weise Informationen über emotionale Regungen, aber auch über gesundheitliche Belange oder die wahre Einstellung eines Menschen dem Tier oder einem anderen Menschen gegenüber. Tiere wissen besser als Menschen, was von einem Gegenüber ausgeht und erkennen mögliche böse Absichten oder Gefahren.

All das macht Tiere zu so wertvollen, unersetzlichen Begleitern für viele Menschen und gleichermaßen zu ausgezeichneten Helfern und Therapeuten. Kein Mensch kann derart authentisch erfassen, was in einem anderen Menschen vorgeht, noch kann er dessen Innenleben so klar erkennen. Tiere lesen Menschen ebenso unverfälscht, wie sie darauf reagieren. Nicht zuletzt deshalb ist der Umgang mit Tieren und die enge Verbundenheit zu einem Haustier so wertvoll für viele Menschen und gibt diesen die Chance, zur Ruhe zu kommen, indem sie die ehrliche Stille der Tiere in sich aufnehmen.

Tiere sind Lehrmeister, Helfer und Heiler

Tiere spulen im Umgang mit Menschen kein Programm ab, es sei denn, sie erfüllen damit ein durch den Menschen gewünschtes Verhaltensmuster. Hunde sind darin besonders talentiert. Das ändert aber nichts an ihrem eigentlichen Wesen und der Fähigkeit, das Innerste eines Menschen genau zu erfassen und darauf zu reagieren. Auch gezielt in der Therapie eingesetzte Tiere können bestimmte Verhaltensweisen im Umgang mit Menschen erlernen, ohne dabei ihre Authentizität zu verlieren. Deshalb sind sie in der Lage, Impulse zu senden, die bestimmte Wirkungen auf den Menschen haben. Das kann die körperliche, seelische oder geistige Ebene betreffen. Tiere können mit ihren natürlichen Fähigkeiten Prozesse im Menschen in Gang setzen, was ihm zum Beispiel bei sozialen, psychischen oder körperlichen Problemen helfen kann.

Tiere treten hierbei immer in einer ursprünglichen Weise mit dem Menschen in Kontakt, ohne damit Erwartungshaltungen zu verknüpfen. Die Wirkungen der Tiere sind derart intensiv, dass auch die tiefsten Schichten des menschlichen Bewusstseins durchdrungen werden.

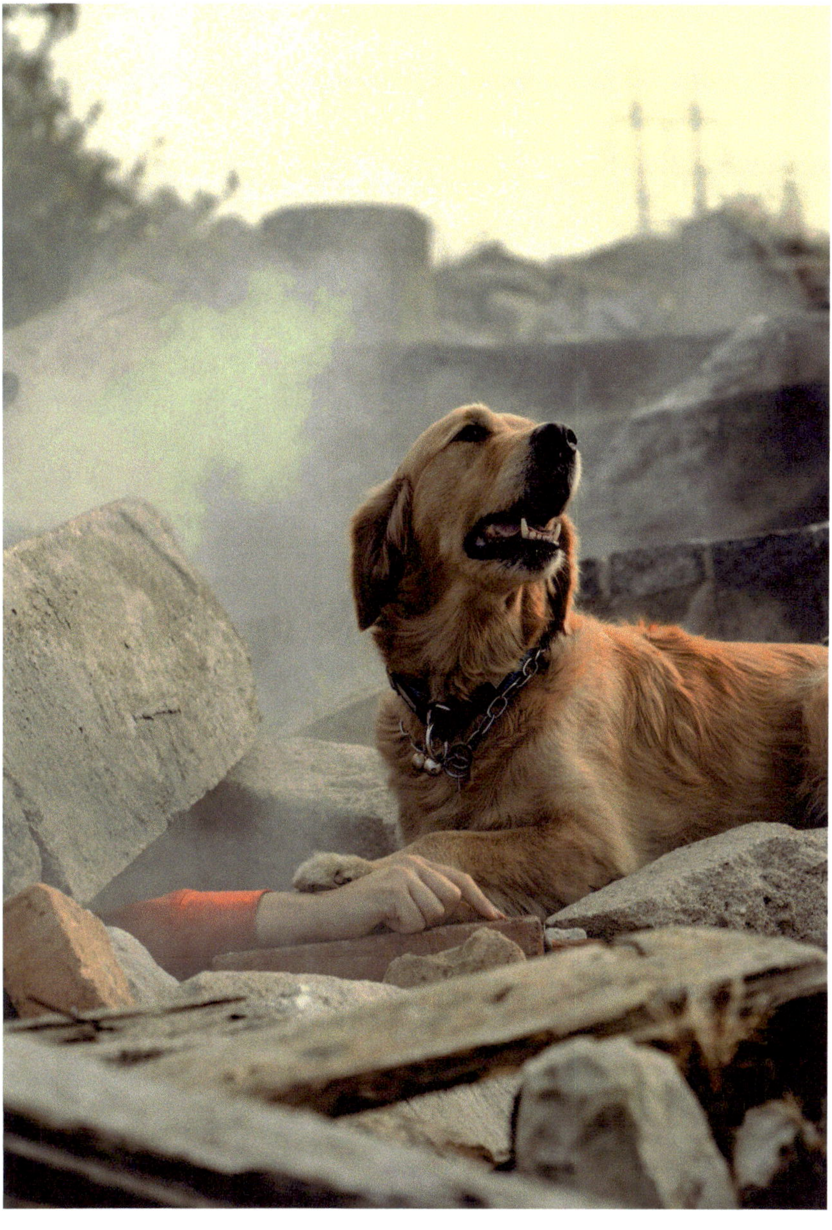

Bild 22 - Ein Hund spürt nach einem Erdbeben einen Menschen in den Trümmern auf.

Heilende Effekte auf psychischer Ebene

Worte wie ***„Du musst keine Angst haben"*** verpuffen bei Angstpatienten. Leidet ein Mensch unter Depressionen, helfen ihm Worte allein kaum aus seinem Loch. Ein mangelndes Selbstwertgefühl kann nicht durch bloße Worte stabil aufgewertet werden. Aggressionen nehmen nicht ab, wenn jemand sagt, man solle sich nicht aufregen. Trauer verschwindet nicht, wenn Worte erzählen, dass es viele schöne Dinge im Leben gibt, die glücklich machen. Vielen Menschen hilft in all diesen Fällen nur eine medikamentös begleitete Therapie, welche allerdings oft nur die Symptome lindert, keinesfalls aber tatsächliche Änderungen im Seelenleben bewirkt.

Ein Gefühl von Einsamkeit kann belastend sein und hängt nicht unbedingt damit zusammen, ob Sie Gesellschaft von anderen Menschen haben.

Es kann einfach sein, dass Sie sich bspw. unverstanden und in Ihrem innersten Wesen ungeliebt und deshalb einsam fühlen: Einsamkeit ist eine Wahrnehmungsform, ein Gefühl, kein Zustand an sich.

Auch das Gefühl von Stress kann ein täglicher Begleiter im Alltag sein und nicht immer lassen sich die Umstände derart ändern, dass die körperlichen und seelischen Prozesse, die bei Stress stattfinden, gestoppt werden können. Es gibt zahlreiche psychische Leiden, die zu enormen Beeinträchtigungen in verschiedener Hinsicht führen können und Betroffene stark belasten. Andere Menschen haben oft weder Zeit noch die Fähigkeit, in diese tiefen Schichten vorzudringen und die Problematik ihres Leidens zu erfassen. Schon gar nicht können sie diese Probleme erfühlen und in einer hilfreichen Weise darauf eingehen.

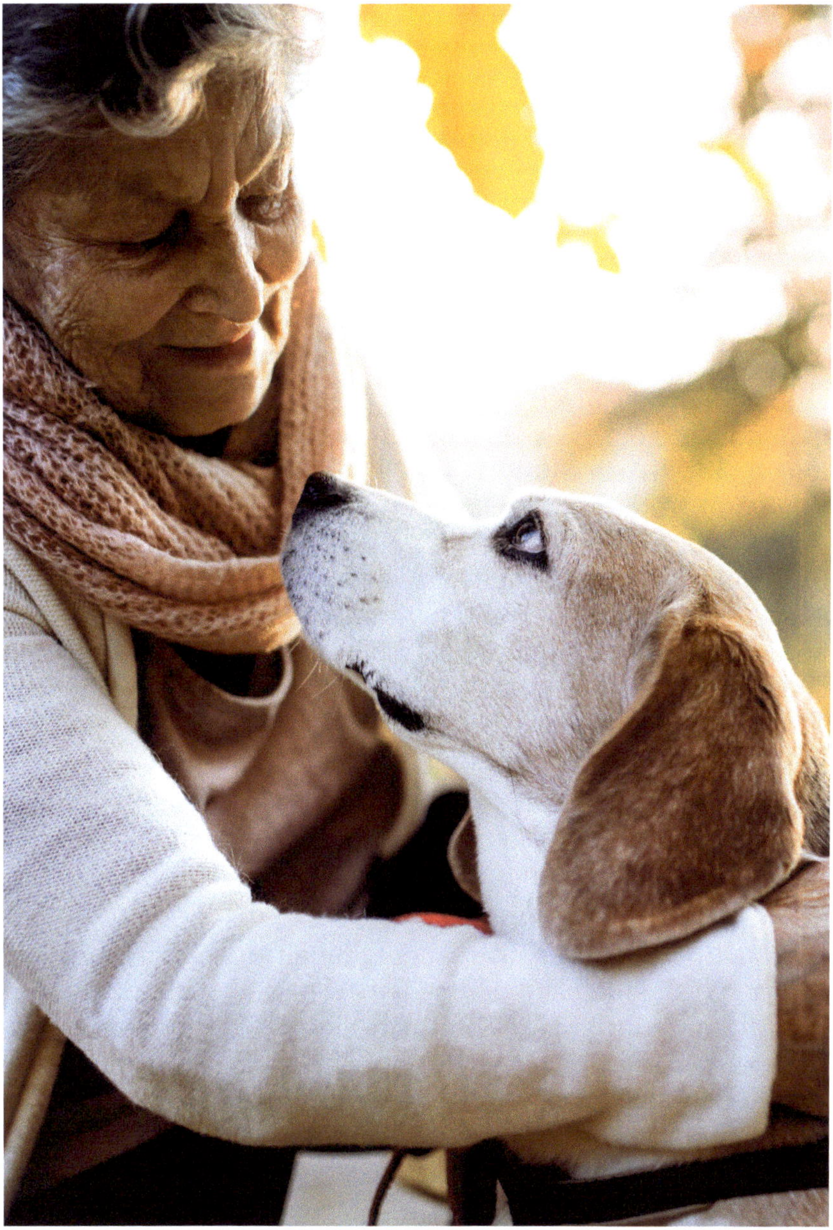

Bild 23 - Ein Hund hilft einer alten Dame gegen die Einsamkeit.

Tiere sind dagegen in dieser Hinsicht wahre Meister. So kann es genügen, wenn ein Tier einfach nur da ist: Es erwartet Sie zu Hause, freut sich über das wieder Zusammensein, ist begeistert vom Futter, das ihm gereicht wird. Möglicherweise sucht das Tier Ihre Nähe und allein der körperliche Kontakt bewirkt so viel Positives, dass viele Lasten und Kümmernisse einfach abfallen. Ein Blick in die treuen, unschuldigen Augen des Tiers erfüllt Herz und Seele mit Freude, psychische Belastungen und seelische Schmerzen werden infolgedessen gelindert.

Durch ihre Nähe lösen Tiere Vorgänge im Organismus aus, die helfende und heilende Wirkungen zeigen. Zur bereits erwähnten Oxytocin-Ausschüttung gesellt sich die verstärkte Produktion von Serotonin und Dopamin. Das allgemeine Wohlbefinden steigt, der Stresslevel sinkt. Tiere helfen, Unruhezustände und Nervosität auszugleichen, weiter spenden sie Nähe und Trost bei Einsamkeit und Trauer. Ihre unvoreingenommene, ehrliche Zuwendung hebt das Selbstwertgefühl. Das Streicheln und das intensive Spüren der körperlichen Nähe des Tieres erfüllt die menschlichen Sinne auf angenehme Weise und vermittelt Sicherheit und Vertrauen.

Tiere sind ideale Partner, in deren Anwesenheit Menschen sich einfach öffnen und fallen lassen können. Sie erspüren auch ohne Worte die Sorgen und Nöte ihres Menschen und wissen, was in diesem vorgeht.

Das Bedürfnis nach Nähe, Geborgenheit und Akzeptanz um seiner selbst willen ist tief in jedem Menschen verankert. Werden diese Grundbedürfnisse nicht befriedigt, gerät der emotionale Zustand des Menschen außer Balance, zusätzlich können sich körperliche Beschwerden einstellen.

Tiere erfüllen diese Grundbedürfnisse des Menschen, wozu andere Menschen oft nicht willens oder in der Lage sind, namentlich nicht in der Unvoreingenommenheit, der Intensität und ohne eigene Erwartungshaltung, wie es Tiere tun.

Viele Tiere animieren den Menschen zu Spiel und Spaß, zu guter Laune und Ausgelassenheit. Dies kann eine Isolation und innere Leere auflösen, den Panzer brechen, den Menschen um sich herum aufgebaut haben. Tiere machen keinen Unterschied hinsichtlich der Intelligenz eines Menschen, dessen gesellschaftlichen oder beruflichen Status, dem Alter, dem Gesundheitszustand, der Fähigkeiten. Sie begegnen Menschen mit seelischen Leiden sowie Menschen mit anderen Einschränkungen oder Behinderungen ebenso aufgeschlossen wie gesunden Menschen. Infolgedessen sind sie Türöffner und Eisbrecher bei verschlossenen Menschen, die sich selbst Ärzten und Therapeuten verwehren. Das kommt verschlossenen Kindern ebenso zugute wie einsamen älteren Menschen. Tiere bieten gerade auch dann Unterstützung, wenn es andere Menschen nicht vermögen.

Wohl aber können Menschen von Tieren lernen, dass es neben wissenschaftlich belegten Erkenntnissen, strukturierten Therapien und medikamentöser Behandlung auch weitere, oftmals sogar hilfreichere Möglichkeiten des Helfens und Heilens gibt.

Heilende Effekte auf physischer Ebene

Forscher aus aller Welt befassen sich seit Langem mit der Frage, inwieweit sich das Zusammenleben mit Tieren positiv auf die körperliche Gesundheit ihrer Menschen auswirke: In diesem Zusammenhang kam es bspw. zur Erkenntnis, dass Tierbesitzer weitaus seltener an Herz-Kreislauf-Beschwerden erkranken als Menschen, die nicht mit einem Tier zusammenleben. Gefeit sind Tierbesitzer zwar nicht vor derartigen Erkrankungen, doch sie erholen sich im Vergleich zu Nicht-Tierbesitzern häufiger und besser, beispielsweise nach einem Herzinfarkt.

Am meisten profitieren Hundebesitzer in Bezug auf die physische Ebene von ihrem Tier. So trägt bspw. die regelmäßige Bewegung an der frischen Luft – ein Hund will schließlich bei jedem Wetter Gassi gehen - wesentlich zu einer Stabilisierung des Gesundheitszustandes bei. Das Herz-Kreislauf-System wird gestärkt, das Immunsystem wird trainiert, auch der Bewegungsapparat profitiert, und durch den Ausgleich zum Alltag werden die Konzentrations- und Leistungsfähigkeit gesteigert, während die Stressanfälligkeit sinkt.

Doch auch andere Tiere bieten einen deutlichen gesundheitliche Profit für ihre Besitzer. So trägt etwa das Streicheln einer schnurrenden Katze ebenso zur Blutdrucksenkung und Beruhigung des Pulses bei wie das Beobachten von Fischen im Aquarium oder die liebevolle Umsorgung von Kleintieren.

Tiere geben dem Menschen Anlass und Ansporn dazu, sich auch bei Unwohlsein zu motivieren, morgens beizeiten aufzustehen und sich um das Tier zu kümmern, es zu füttern und für Bewegung zu sorgen. Bei kranken Menschen ist die Rekonvaleszenzzeit kürzer, weil sie rasch wieder für ihr Tier da sein wollen und müssen – und ein fester Wille ist bekanntlich ein starker Motivator für die Genesung von Krankheiten jeder Art. Auch bei einer banaler Erkältung lassen sich liebende Hundehalter nicht davon abhalten, mit ihrem Tier nach draußen zu gehen.

Infolgedessen wird die Erkältung schneller auskuriert, der Kreislauf kommt in Schwung und nicht zuletzt tut die Frischluftzufuhr der schnupfenden Nase gut.

Menschen, die sich dagegen lieber im Bett auskurieren, schwächeln häufig eher, sie müssen ihren Kreislauf erst wieder ganz langsam in Schwung bringen.

Tiere machen insofern häufig den Unterschied, ob sich ein Mensch seinem Leiden hingibt oder ob er aktiv dazu beiträgt, es zu überwinden.

Mit dem Älterwerden fallen Bewegungen schwerer, die Muskulatur baut ab, der Stoffwechsel wird träge, die Knochendichte nimmt ab, die Gehirnleistung ebenfalls.

Hat ein älterer Mensch aber Tiere zu versorgen, bleibt er regelmäßig in Bewegung. Davon profitieren wiederum am meisten Hundebesitzer, die tägliche Spaziergänge unternehmen – das Gleiche gilt freilich aber bspw. auch für Eselhalter, die täglich mit ihren Grautieren wandern.

Bleibt der Mensch in Bewegung, nehmen Knochendichte und Muskelmasse weniger schnell ab, der Stoffwechsel wird angeregt und die Sauerstoffversorgung des Organismus wird verbessert.

Davon profitiert auch das Gehirn, es bleibt leistungsfähiger, Konzentrations- und Merkfähigkeit bleiben erhalten.

Doch auch das tägliche Reinigen der Katzentoilette oder des Meerschweinchenkäfigs nebst Fütterung und Streicheleinheiten für die Tiere verschafft eine Aufgabe und auch Bewegung. Ältere Menschen ohne Tiere haben dagegen weniger Anlass und Anreiz, morgens frühzeitig aufzustehen und agil zu sein oder spazieren zu gehen, sofern sie nicht ein geselliges soziales Umfeld haben. Leider ist dies nicht jedem Menschen gegeben.

Nicht zu vergessen sind in diesem Zusammenhang die Wechselwirkungen von Körper und Seele: Ist der Körper gesund, profitieren auch Seele und Geist.

Tiere im therapeutischen Einsatz - Pro und Contra

Zwar sind Tiere dem Menschen als Therapeuten in vielen Aspekten überlegen, doch wie artgerecht ist es, sie deshalb zu diesem Zweck zu nutzen? Dieselbe Frage betrifft natürlich, wenn auch in geringerem Maß, die Haustierhaltung: Ist es überhaupt vertretbar, sich ein Tier anzuschaffen, um bspw. der Einsamkeit zu entgehen?

Ob im therapeutischen Einsatz oder als Haustier – Ein Tier sollte niemals nur als ***„Mittel zum Zweck"*** angesehen und genutzt werden. Der Mensch sollte sich stets bewusst sein, dass ein Tier – genau wie ein Mensch – per se ein Lebensrecht hat, ohne einen bestimmten Nutzen für den Menschen erfüllen zu müssen. So sagte schon **Franz von Assisi (1181 oder 1182 bis 1226)** treffend:

„Alle Geschöpfe der Erde fühlen wie wir, alle Geschöpfe streben nach Glück wie wir.

Alle Geschöpfe der Erde lieben, leiden und sterben wie wir, also sind sie uns gleich gestellte Werke des allmächtigen Schöpfers – unsere Brüder."

Mit diesem Satz verdeutlicht Franz von Assisi, dass jedem Tier ein Leben in Glück und Würde gebührt – und dass wir, die Menschen, die Voraussetzungen dafür schaffen müssen und in angemessener Weise für das Tier sorgen müssen.

Die tiergestützte Therapie setzt Tiere bewusst und gezielt für pädagogische und soziale Ziele ein. Weiter soll Menschen – wie wir gelesen haben - auf kognitiver, physischer und psychischer Ebene geholfen werden. Das betrifft sowohl die Akuttherapie von Krankheiten als auch die Prävention sowie die Rehabilitation.

Es gibt hierbei entsprechende Einrichtungen, in welchen Patienten sich eigenständig unter kompetenter Anleitung um Tiere kümmern. In anderen Fällen sollen sich bevorzugt Tiere um Menschen kümmern, indem sie einfach da sind, sich streicheln lassen oder auch, indem sie Menschen motivieren und animieren.

Tiere werden unter anderem bei Sprach-, Koordinations- und Bewegungsstörungen eingesetzt, weiter bei körperlichen und geistigen Behinderungen, bei Depressionen und Ängsten, bei Verhaltensauffälligkeiten, bei Demenz, im Drogenentzug, im Strafvollzug und in der Rehabilitation nach einem Unfall, Schlaganfall oder Herzinfarkt. Häufig eingesetzte Tiere sind Hunde, Esel, Pferd, Lamas und Alpakas. Weniger bekannte, aber zunehmend beliebte und hilfreiche Therapietiere, sind auch Schafe, Ziegen, Kühe, Schweine, weiter Kleintiere wie bspw. Hamster sowie Geflügel wie Hühner oder Gänse.

Auf welche Tierart oder Arten die Wahl fällt, hängt unter anderem vom Ziel des Einsatzes und von den Gegebenheiten vor Ort ab. Unabhängig von der jeweiligen Tierart helfen jedoch alle Tierarten dabei, heilende Prozesse beim Menschen in Gang zu setzen.

Weiter dienen Tiere als soziale Motivatoren, sie helfen beim Erlernen oder Wiedererlernen von verlorenen oder eingeschränkten Fähigkeiten. Sie vermitteln Nähe und Geborgenheit, sie spenden Trost, animieren zur Bewegung und unterstützen dabei, die Selbstwahrnehmung zu verbessern.

Genauso wie es bei Tieren im therapeutischen Einsatz Usus ist, legt sich der Mensch bisweilen auch Haustiere zu, da er sich vom Tier einen wie auch immer gearteten persönlichen Nutzen verspricht. Hunde und insbesondere Pferde werden mitunter als Statussymbole gekauft, durch welche sich der Mensch mehr gesellschaftliche Anerkennung erhofft. Auch als Helfer gegen die Einsamkeit, als Gesellschafter und Gefährten oder für das eigene Sicherheitsgefühl werden Haustiere angeschafft. Oft ist sich der Mensch seiner Intention, aus dem Tier einen persönlichen Nutzen zu ziehen, gar nicht mal bewusst.

Natürlich ist es nicht verwerflich, ein Tier auch als Helfer zu nutzen, der die Lebensqualität und die Gesundheit des Menschen nachhaltig verbessert.

Allerdings darf das Wohl des Tieres hierbei nicht aus dem Fokus geraten: So hat jedes Tier ganz spezifische Bedürfnisse und Ansprüche bzgl. einer artgerechten Haltung und Versorgung – all dies muss vor Anschaffung eines Tieres gewährleistet und sichergestellt sein.

Denn es ist moralisch und ethisch nicht vertretbar, die Dienste eines Tieres in Anspruch zu nehmen, dieses aber seelisch und körperlich verkümmern oder gar leiden zu lassen.

Tiere ertragen so viel, nehmen so viel Last auf sich. Sie sind sogar bereit, physische Beschwerden und seelische Erkrankungen ihres Menschen auf sich zu nehmen. Da sie ihren Menschen gegenüber keine Grenzen setzen und deren Energien ausgesetzt sind, übertragen sich häufig Krankheiten der Besitzer auf ihre Tiere. So leiden bspw. Tiere von nervösen und ängstlichen Menschen häufig an Magenbeschwerden und Muskelverspannungen, auch Angst und Unsicherheit der Menschen übertragen sich oftmals auf ihr Tier.

Tiere sind gleichermaßen wie wir fühlende und beseelte Lebewesen und nicht weniger wert als jeder Mensch. Genauso, wie Tiere den Menschen buchstäblich jeden Wunsch von den Augen ablesen und deren Bedürfnisse erkennen, haben sie es selbst nicht weniger verdient.

Da Menschen jedoch weniger gut darin sind, sich in Tiere hineinzufühlen und zu erspüren, was in ihnen vorgeht, ist es unabdingbar, sich ausführlich mit der jeweiligen Tierart auseinanderzusetzen, um ihr in der Haltung und in den spezifischen Bedürfnissen gerecht werden zu können.

Neben der Schaffung von optimalen Lebens- und Haltungsbedingungen ist auch das ureigene Wesen eines jeden Tieres im Umgang mit ihm zu berücksichtigen. Um dem Tier genügen zu können, muss sich der Mensch Wissen über das Tier aneignen und sich aufrichtig bemühen, empathisch und intuitiv auf die Bedürfnisse und Befindlichkeiten des Tiers einzugehen.

Vom Tier selbst kann er lernen, wie es geht - durch Beobachten, aber auch durch innere Ruhe, durch offene Wahrnehmung und Einfühlsamkeit.

Diesbezüglich gibt es keinen Unterschied zwischen privater Tierhaltung und solcher zum gezielten therapeutischen Einsatz.

Auch jedes Nutztier auf der Weide und im Stall hat ein lebenswertes Dasein verdient. Denn Tiere sind nicht da, um lediglich zu funktionieren und nach des Menschen Pfeife zu tanzen, und, um ihm einen größtmöglichen Profit einzubringen oder sein Ego aufzuwerten.

Tiere haben vielmehr innigen Dank dafür verdient, dass sie unvoreingenommen und uneigennützig helfen. Denn sie helfen, Struktur in den Tag zu bringen, sie retten alte Menschen aus der Einsamkeit, sie vermitteln ein Gefühl des Gebrauchtwerdens, sie fördern soziale Kontakte und Anerkennung, sie führen blinde Menschen sicher durch den Alltag. Sie trösten bei Verlust und Trauer, schenken Lebensfreude, holen aus Depressionen heraus und stehen kranken Menschen zuverlässig zur Seite.

Kein Delfin hat es verdient, der Freiheit entrissen und sein Dasein in Gefangenschaft fristen zu müssen, nur, um therapeutische Zwecke zu erfüllen. Therapietiere dürfen niemals unbeachtet und eingepfercht in engen Behausungen ihre Zeit damit verbringen müssen, bis ihre Dienste wieder für einen Menschen benötigt werden.

Gewalt gegenüber Tieren, die entsprechende Erwartungen nicht erfüllen, ist selbstverständlich tabu. Klappt etwas im Zusammenleben mit einem Tier nicht, liegt das Problem fast immer beim Menschen.

Denn Tiere haben nicht vergessen, wer sie sind, sie leben in Einklang mit sich selbst und in Harmonie mit ihrem natürlichen Ursprung. Das macht sie in vielen Bereichen so viel weiser als Menschen, in ihrem Sein so viel authentischer, in ihrer feinen Kommunikation so viel aussagekräftiger und effektiver, in ihrer Heilfähigkeit so viel erfolgreicher. Tiere dringen mit ihren Fähigkeiten selbst zu Menschen durch, die sich allen anderen Menschen gegenüber längst verschlossen haben oder die sich selbst aufgegeben haben.

Sie schenken ihre Kraft, ihre Liebe, ihre Zuneigung, ihre ausgleichende Schwingung, ihre Ruhe und Weisheit jedem, der sich dafür öffnet. Der Mensch muss indes nur dazu bereit, dieses Geschenk anzunehmen.

Literatur (Auswahl)

Printliteratur

- Fetzner Angela: Tierkommunikation. Die Seele des Tieres berühren. BoD 2020.
- Fetzner Angela: Waldbaden – Auf der Suche nach dem verlorenen Selbst. BoD 2020.
- Gadamer Hans-Georg: Über die Verborgenheit der Gesundheit. Suhrkamp 2010.
- Fromm Erich: Die Seele des Menschen. Ihre Fähigkeit zum Guten und zum Bösen: The Heart of Man. Its Genius for Good and Evil. Edition Erich Fromm 2014.
- Bertram Hans: Individuen in einer individualisierten Gesellschaft. In: Bertram, Hans (Hrsg.): Das Individuum und seine Familie. Lebensformen, Familienbeziehungen und Lebensereignisse im Erwachsenenalter; Leske und Budrich. Opladen. 1995.
- Lehrner Johann/ Pusswald Gisela/ Fertl Elisabeth/ Strubreither Wilhelm/ Kryspin-Exner Ilse (Hrsg.): Klinische Neurologie. Grundlagen – Diagnostik – Rehabilitation, 2. Auflage, Wien; New York: Springer-Verlag, 2011.
- Vernooij Monika/Schneider Silke: Handbuch der Tiergestützten Intervention. Quelle & Mayer 2018.
- Otterstedt Carola: Tiergestützte Intervention: Methoden und tiergerechter Einsatz in Therapie, Pädagogik und Förderung. 88 Fragen & Antworten. Schattauer 2018.
- Katcher A.H. et al.: Looking, Talking, and Blood Pressure: The Physiological Consequences of Interaction with the Living Environment. In: Katcher, A.H.; Beck, A.M. (Hrsg.). New Perspectives on Our Lives with Companion Animals. Philadelphia: University Press. 1983.
- Kotrschal Kurt: Die evolutionäre Theorie der Mensch-Tier-Beziehung. 2009.
- Kaplan Astrid: Die Mensch-Tier-Beziehung. Eine irrationale Angelegenheit. AV Akademikerverlag 2012.
- Kaplan Astrid: Solange es Schlachthäuser gibt, wird es Schlachtfelder geben: Von der Notwendigkeit eines Quantensprungs des Mitgefühls Taschenbuch. Trafo Wissenschaftsverlag 2010.

- Kaplan Helmut: Tierrechte: Wider den Speziesismus. BoD 2016.
- Landis, Bernard: Erich Fromms Theorie der Biophilie – Nekrophilie. 1978.
- Greiffenhagen, Sylvia/Buck-Werner, Oliver N.: Tiere als Therapie. Kyonos 2011.
- Germann-Tillman, Theres/ Stamm Näf, Andrea: Tiergestützte Interventionen: Praxisbuch zur Förderung von Interaktionen zwischen Mensch und Tier. Hogrefe 2019.
- Müller Bianca: Die Bedeutung von Tieren für die therapeutische Arbeit mit älteren Menschen. Universität Dortmund Fachbereich Gesellschaftswissenschaften, Philosophie und Theologie. 1998.
- Mc Nicholas J./ Collis G.: Animals as social supports: Insights for understanding AAT. In: A.H. Fine (ed.) ***Handbook on animal assisted therapy.*** San Diego: Academic Press, 49-71. 2006.
- Olbrich Erhard: Mensch-Tier-Beziehungen. In: K. Lenz und F. Nestmann ***Handbuch Persönliche Beziehungen***. Weinheim: Juventa, 353-379. 2009.
- Schweitzer Albert: Die Ethik der Ehrfurcht vor dem Leben. (1. Aufl. 1923) in: A. Schweitzer (ed.) ***Kultur und Ethik.*** München: Beck. 1990.
- Verplaetse J.: Der moralische Instinkt. Über den natürlichen Ursprung der Moral. Göttingen: Vandenhoeck & Ruprecht. 2011.
- Wilson, E. O.: ***In search of nature.*** London: Penguin Books. 1996.
- Wilson, E. O.: ***Biophilia: The human bond with other species.*** Cambridge: Harvard Univ. Press. 1984.
- Wolf J.-C.: Eine Ethik der natürlichen Sympathie. In: C. Otterstedt und M. Rosenberger (eds.) ***Gefährten – Konkurrenten – Verwandte.*** Göttingen: Vandenhoeck & Rupprecht, 348-367. 2009.

Zeitschriften

- Anderson, W. P./ Reid, C. M. / Jennings, G. L.: Pet ownership and risk factors for cardiovascular disease. ***The Medical Journal of Australia, 157,*** 298-301. 1992.
- Ehrlicher Natalie: Tiergestützte Interventionen in der Neurologischen Rehabilitation. Schriftenreihe Jugendwerk. Heft 36. 2020.
- Feldman R./ Weller A./ Zagoory-Sharon O./ Levine A.: Evidence for a neuroendocrinological foundation of human affiliation: Plasma oxytocin levels across pregnancy and the postpartum period predict mother-infant bonding. ***Psychological sciences, 18,*** 965-970. 2007.
- Friedmann E./ Thomas S. A.: Pet ownership, social support, and one year survival after acute myocardial infarction in the Cardiac Arrhythmia Suppression Trial (CAST). ***American Journal of Cardiology, 76,*** 1213-1217. 1995.
- Insel T. R./ Young L. J.: The neurobiology of attachment. ***Nat. Rev. Neuroscien. 2,*** 129-136. 2001.
- Insel T. R./ Hulihan T. J.: A gender specific mechanism for pair bonding: Oxytocin and partner preference formation in monogamous voles. ***Behav. Neurosci. 109,*** 782-789. 1995.
- Öhmann A./ Flykt A./ Esteves F.: Emotion drives attention: detecting the snake in the grass. ***Journal of Experimental Psychology: General, 130,*** 466-478. 2001.
- Rizzolatti, L., Fadiga, L., Gallese, V. und Fogassi, L.: Premotor cortex and the recognition of motor actions. In: ***Cognitive brain research.3,*** 131-141. 1996.
- Turner R. A./ Altemus M./ Enos, T./ Cooper, B./ Mc Guiness T.: Preliminary research on plasma oxytocin in normal cycling women: Investigating emotion and interpersonal distress. ***Psychiatry: Interpersonal and biological processes, 62,*** 97-113. 1999.
- Baller Gaby/ Schaller Bernhard: Über die Kraft der Spiegelneuronen. In: Deutsches Ärzteblatt 49/2009.

Internetquellen und Vorträge

Haftungsausschluss für Links

Die Internetquellen enthalten Links zu externen Webseiten Dritter, auf deren Inhalte ich keinen Einfluss habe. Deshalb kann ich für diese fremden Inhalte auch keine Gewähr übernehmen. Für die Inhalte der verlinkten Seiten ist stets der jeweilige Anbieter oder Betreiber der Seiten verantwortlich. Die verlinkten Seiten wurden zum Zeitpunkt der Verlinkung auf mögliche Rechtsverstöße überprüft. Rechtswidrige Inhalte waren zum Zeitpunkt der Verlinkung nicht erkennbar. Eine permanente inhaltliche Kontrolle der verlinkten Seiten ist jedoch ohne konkrete Anhaltspunkte einer Rechtsverletzung nicht zumutbar. Bei Bekanntwerden von Rechtsverletzungen werde ich derartige Links umgehend entfernen.

- https://www.svz.de/regionales/mecklenburg-vorpommern/kuscheln-mit-kuehen-id17021091.html
- www.buendnis-mensch-und-tier.de/Ein Schwein als Exot
- https://www.n-tv.de/wissen/Schafe-helfen-Patienten-article4537666.html
- https://www.krauterie.de/blog/wie-tiere-ihre-menschen-spiegeln/
- Barth H.: Die Mensch-Tier-Beziehung in Theologie und Kirche. In: Das Tier als Mitgeschöpf. Leerformel oder Leitgedanke im Tierschutzrecht? Beiträge einer Tagung der Ev. Akademie Baden, 21.-23. Juni 1991 Bad Herrenalb. Karlsruhe: Evangelische Akademie Baden, Bd. 88, 1992. S. 48-58. 1992.
- Bohn Caroline: Einsamkeit im Spiegel der sozialwissenschaftlichen Forschung. Dissertation zur Erlangung des Grades einer Doktorin der Philosophie. Universität Dortmund. Fachbereich Erziehungswissenschaft und Soziologie. 2006.
- Denzin J. (Hrsg.): Autonomie im Alter - Methoden zur körperlichen, mentalen und sozialen Aktivierung. Dokumentation des 6. Psychogeriartrischen Symposions der Freien Universität Berlin in Zusammenarbeit mit der Senatsverwaltung für Gesundheit und Soziales vom 06. bis 08. März 1991. Berlin: Freie Universität. 1991.

- Melson G. F./ Peet F./ Sparks C.: Children's attachment to their pets: Links to socio-emotional development. ***Children's Environment Quarterly 8***, 55-65. 1999.
- Melson G. F.: The role of companion animals in human development. Abstract in ***Animals, Health and quality of life.*** 7. International Conference on Human-Animal Interactions, 6.-9. September 1995, Genf.
- Olbrich Erhard: Psychologie der Mensch-Tier-Beziehung.
- Olbrich Erhard: Heimtiere und ihre Bedeutung für Gesundheit und Lebensqualität. Vortrag beim Kongress Mensch und Tier, Berlin: Humboldt Universität. 2007.
- Olbrich Erhard: Tiere. Ein Stück Natur im kulturellen Lebensraum alter Menschen. Vortrag, Zürich 2005.
- Olbrich Erhard: Gesundheit: Pathogenese bekämpfen - Salutogenese fördern. 2012.
- Nestmann F.: Ein bio-psycho-soziales Wirkungsgefüge hilfreicher Tiereffekte. Anhang 1 in Kuratorium Deutsche Altershilfe (ed.) ***Ein Plädoyer für die Tierhaltung in Alten- und Pflegeheimen.*** Köln: KDA. (modifiziert abgedruckt in Olbrich, E. 2009).
- Headey B./ Grabka M. M.: The relationship between pet ownership and health outcomes. Discussion Paper 434. www.diw.de. 2005.
- Huschke-Rhein Rolf: Die Liebe zum Lebendigen (Biophilie) als Grundlage der Erziehung und Bildung Zuerst veröffentlicht unter diesem Titel in: J. Claßen (Hrsg.), Erich Fromm und die Pädagogik. Gesellschafts-Charakter und Erziehung, Weinheim und Basel: Beltz Verlag, 1987.
- Wehr Helmut: Humane Erziehung in einem entfremdeten Schulalltag? Einige Möglichkeiten alternativen biophiler Schulpraxis. Zuerst veröffentlicht in: J. Classen (Hrsg.), Erich Fromm und die Pädagogik. Gesellschafts-Charakter und Erziehung, Weinheim und Basel: Beltz Verlag. S. 138-156. 1987.

Zur Autorin

Dr. Angela Raab geb. Fetzner, geboren in Bad Kissingen, ebenda auch aufgewachsen.

Studium der Pharmazie in Würzburg, anschließend Approbation zur Apothekerin. Aufbaustudium der Pharmaziegeschichte in Marburg, Abschluss als Pharmaziehistorikerin.

Dort auch Promotion zum Dr. rer. nat.

Seit 1996 bis dato Arbeit in öffentlichen Apotheken und Krankenhausapotheken in ganz Deutschland sowie der Schweiz. Daneben Seminartätigkeit im In- und Ausland.

Von 2012-2023 Veröffentlichung von mehr als 50 Ratgebern und Fachbüchern v. a. zu verschiedenen Gesundheitsthemen, die Hunderttausende von Lesern begeistern.

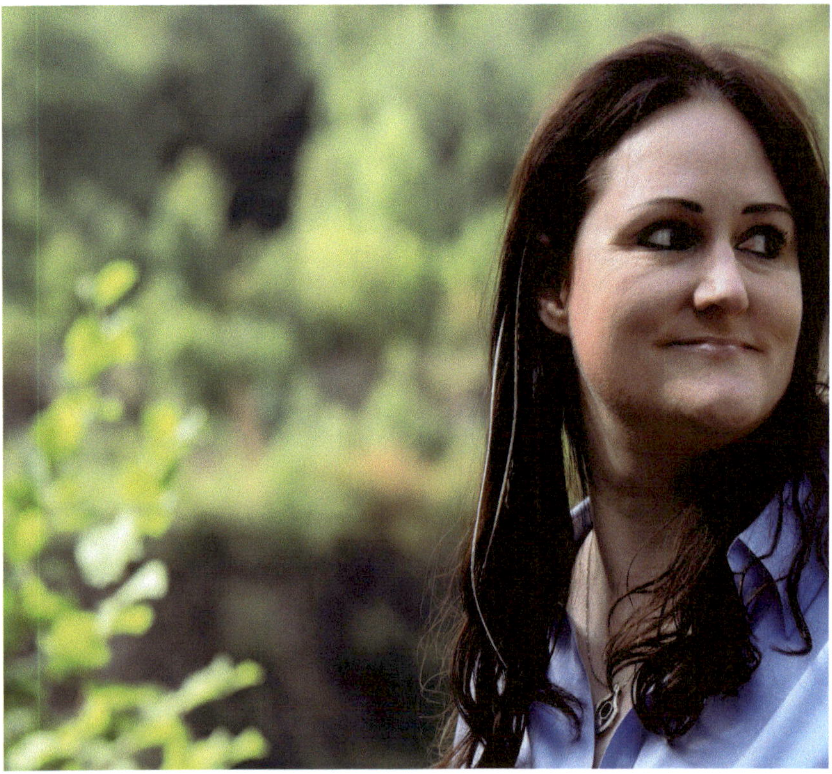

Ein herzliches Dankeschön

- an dieser Stelle an alle werten Leserinnen und Leser. Lob, Kritik oder Anregungen können Sie mir gerne auf meiner Facebook-Seite

https://www.facebook.com/AngelaFetzner

oder auf meiner Autorenhomepage mitteilen:

https://www.angela-fetzner.de

Bücher von Dr. Angela Fetzner

Auf meiner Homepage finden Sie nicht nur alle meine Bücher, Hörbücher und E-Books. Darüber hinaus möchte ich meinen Leserinnen und Lesern auch einen besonderen Service bieten. So stelle ich auf meiner Homepage regelmäßig Onlinelesungen von mir ein, weiter schreibe ich Blogartikel zu verschiedenen Themen sowie Rezensionen zu diversen Büchern.

Hier können Sie sich auch für meinen Newsletter anmelden, um regelmäßig Informationen über neue Bücher, Preisaktionen, Verlosungen und Gesundheitstipps zu erhalten.

Außerdem finden Sie meine E-Books in allen führenden Online Shops und die Druckbücher im Versand- und Standardbuchhandel.

Sie finden mich auch in den sozialen Netzwerken:

Facebook, Twitter, Instagram und Youtube.

https://angela-fetzner.de/ /

Leseprobe - Tierkommunikation - Die Seele des Tieres berühren

Kommunikation mit Tieren - Eine intensive Ebene des Kontakts

Viele Menschen sprechen mit Tieren. Unter Tierkommunikation wird allerdings eine besondere Form des Kontakts und Austauschs mit dem Tier verstanden: Die Kommunikation findet nicht verbal statt, sondern es handelt sich um eine Form der Telepathie oder des energetischen Austauschs auf gedanklicher Ebene.

Es geht darum, die Sichtweise eines Tieres zu verstehen, wie es fühlt und denkt, oder auch, um herauszufinden, was es gesundheitlich belasten könnte. Sie, als der Begleiter Ihres Tieres, begeben sich dazu auf die Ebene des Tieres, versetzen sich in es hinein, um die Welt mit seinen Augen zu sehen, seine Sinneswahrnehmungen und seine Sicht der Dinge kennenzulernen.

In der Tierkommunikation kommen sowohl das Herz als auch die Seele zu Wort. Die Kommunikation findet auf der Ebene des Unterbewusstseins statt. Dieses drückt sich in Bildern, Emotionen, Farben und Eindrücken aus. Es können auch Worte und Sätze ausgetauscht werden, aber nicht in der Art verbal, wie Sie es gewohnt sind, sondern als gedankliche Kommunikation oder Gedankenübertragung.

Es geht nicht darum, Ihrem Hund zu sagen, was er tun soll oder Ihrer Katze zu sagen, dass Sie sie lieben. Es geht auch nicht darum, die Körpersprache Ihres Hundes oder Ihres Esels/Pferdes zu verstehen.

Das ist im täglichen Umgang mit dem Tier natürlich enorm wichtig, aber nicht Gegenstand der Tierkommunikation.

Hier geht es vielmehr um Beweggründe, darum, zu erfahren, wie ein Tier fühlt und etwas wahrnimmt oder warum es sich auf eine bestimmte Weise verhält. Vielleicht gibt es etwas, das ihm Probleme bereitet oder Ihr Tier versteht etwas nicht und ist deshalb verunsichert. Das drückt es durch sein Verhalten aus. Ebenso kann über die Tierkommunikation in Erfahrung gebracht werden, ob ein Tier Schmerzen hat oder unter etwas leidet. Sie ist weiter eine Möglichkeit, bei der Suche nach einem verschwundenen Tier zu unterstützen.

Selbst die Kommunikation mit einem verstorbenen Tier ist nicht ausgeschlossen, denn die Seele hat lediglich den Körper verlassen und befindet sich in einer anderen Daseinsebene.

Tierkommunikation ist selbstverständlich nicht einseitig: Ihr Tier möchte Sie ebenfalls verstehen. Indem Sie sich intensiv auf der Ebene der Seele, des Herzens, der Wahrnehmung und der Emotionen austauschen, kann das Zusammenleben harmonischer werden: Sie können im Alltag besser aufeinander eingehen. Oft ist es erstaunlich, was Tiere mitzuteilen haben. Sie scheinen über eine sehr schlichte, unvoreingenommene, aber sehr scharfe Wahrnehmungs- und Urteilsfähigkeit zu verfügen.

Schlicht ist hier nicht mit dem Intelligenzniveau gleichzusetzen: Was Tiere zu sagen haben, ist keinesfalls naiv oder dumm. Vielmehr spiegelt es oft eine unverfälschte Klarsicht, die in einfacher Form ausgedrückt und auf den Punkt gebracht wird. Bisweilen kommt dabei auch ein ureigener Humor zum Ausdruck, den manch einer seinem Tier, oder überhaupt einem Tier, gar nicht zugetraut hätte. Ebenso kann es sich sehr pragmatisch äußern und es gibt eine enorme Facette an emotionalen Aspekten, die zum Ausdruck gebracht werden können. Daneben übermitteln Tiere oft, was sie sehen, wie sie es sehen und wie sie es empfinden. Das beispielsweise kann Anhaltspunkte bei der Suche geben.

Umgekehrt wird über die Tierkommunikation die menschliche Sicht der Dinge vermittelt. Die Beweggründe menschlichen Handelns und des Umgangs mit dem Tier können dargestellt werden. Daraus ergibt sich letztendlich ein besseres, tieferes und innigeres Verständnis auf beiden Seiten, was zu einem ausgewogenen, vertrauensvollen Miteinander führt.

Tierkommunikation - Voraussetzungen und Hintergründe

Grundsätzlich ist jeder Mensch in der Lage zur Tierkommunikation und sie ist mit jedem Tier, gleich welcher Art, möglich. Der Grund dafür ist ganz einfach: Jeder Mensch und jedes Tier hat eine Seele. Seelen können untereinander in Kontakt treten, kommunizieren, sich austauschen. Die Schwierigkeit für Menschen liegt darin, sich von der gewohnten Art der Kommunikation und des Denkens zu lösen und sich dieser ungewohnten Ebene zu öffnen.

Die wichtigste Voraussetzung ist der Respekt vor dem Tier als ein lebendiges, gleichwertiges Wesen. Jedes Tier besitzt eine individuelle Persönlichkeit und ist dem Menschen keinesfalls unterlegen, sondern durchaus gleichwertig in seinem Denken und Fühlen. Es ist im Prinzip unerheblich, ob es sich um eine Ameise, einen Hund, einen Vogel oder einen Elefanten handelt. Einige Tiere sind uns jedoch vertrauter als andere.

Auch Sie dürften eher einen Zugang zum Wesen eines Hundes oder einer Katze finden als zu einem Insekt. Möglich ist die Kommunikation aber auch mit Tieren und Arten, die Ihnen fremder sind.

Was Sie zur Tierkommunikation benötigen, ist Offenheit. Sie müssen die Bereitschaft mitbringen, dem Tier, mit dem Sie Kontakt aufnehmen, auf einer inneren Ebene zu begegnen und ihm unvoreingenommen aus dem Herzen heraus zuzuhören. Sie müssen es als eigenständiges, vollwertiges Wesen akzeptieren. Manch ein Mensch dürfte verblüfft sein, welche Botschaften Tiere bisweilen an Menschen haben, wenn sie nur, im übertragenen Sinn, zu Wort kommen dürfen. Tiere verfügen oft über eine ursprüngliche Weisheit, die – wird sie vom Menschen erkannt - diesem so manches in einem völlig neuen Licht erscheinen lässt.

Gründe für die Kommunikation mit Tieren auf Seelenebene

Oft sind es kleine Alltagsprobleme, die im Menschen den Wunsch nach einem besseren Verständnis für das Tier wecken. Vielleicht ist Ihre Katze unsauber oder Ihr Hund zeigt Verhaltensweisen, die Sie nicht nachvollziehen können. Vielleicht scheut Ihr Pferd/Esel aus Gründen, die Sie nicht kennen.

Es können auch einfach nervenaufreibende Verhaltensweisen sein. Möglicherweise möchten Sie aber auch einfach das Beste für Ihr Tier und daher mehr über seine Bedürfnisse erfahren.

Zu klärende Fragen oder Probleme könnten wie folgt lauten:

- Empfindet das Pferd den Sattel als bequem? Ist er zu schwer oder drückt er irgendwo?
- Möchten Ihre Meerschweinchen lieber im Freien oder im Haus leben? Welche Wünsche haben sie, die Gestaltung ihres Lebensraumes betreffend?
- Wie fühlt sich Ihr Hund, wenn Sie mit ihm an der Leine spazieren gehen? Trägt er lieber ein Halsband oder Geschirr und warum?
- Was behagt Ihrer Katze vielleicht nicht? Warum frisst sie so mäkelig oder warum nutzt sie das Katzenklo nicht?
- Hat Ihr Tier Schmerzen?
- Gibt es etwas, das es beunruhigt?
- Kämpft es mit traumatischen Erlebnissen aus der Vergangenheit?
- Warum scheut mein Esel in bestimmten Situationen?
- Warum keilt mein Esel aus?

Manchmal ist es reine Neugier, die Menschen dazu veranlasst, sich näher mit der Tierkommunikation zu befassen.

So suchen sie bspw. Antworten auf Fragen nach dem Sinnempfinden einer Katze bei der Jagd und ihrem Erfolgsrezept dabei.

Oder nach der Sinneswahrnehmung eines Hundes bei einem Spaziergang oder beim Stöbern im Unterholz oder wie ein kleines Meerschweinchen die Welt um sich herum erlebt.

Eine interessante Frage für Hundebesitzer ist dagegen zum Beispiel, ob sie tatsächlich immer selbst entscheiden, ihrem Liebling ein Leckerli zu geben, oder ob das Tier vielleicht den ausdrücklichen Wunsch danach ausgesandt hat: Es kommt häufiger vor, als Sie vielleicht annehmen, dass ein Tier Sie unbewusst beeinflusst. Sie nehmen es telepathisch wahr, ohne dass der Verstand dies mitbekommt, und handeln danach. Derartiges geschieht öfter, als Sie vermuten.

Fühlt sich ein Tier offensichtlich unwohl oder wirkt krank, ist der Gang zum Tierarzt selbstverständlich. Es kann aber auch äußerst hilfreich sein, das Tier zusätzlich zu seinem Unwohlsein oder zu einem körperlichen Leiden zu befragen, statt ausschließlich eine medizinische Diagnose stellen zu lassen. Das trifft insbesondere zu, wenn psychische Aspekte einfließen oder das Tier unter einem Trauma leiden könnte. Nicht selten haben Tiere eine unbekannte Vorgeschichte und es erleichtert den Umgang mit ihnen, zu wissen, was ihnen widerfahren ist. Auch ist grundsätzlich die vielfältige Gefühlswelt der Tiere nicht zu vernachlässigen. Schwer ist es für Tiere nur, diese einem Menschen darzulegen – bzw. ist es für den Menschen schwierig, die Gefühle der Tiere zu verstehen. Die Tierkommunikation bietet die Gelegenheit dazu. Abgesehen von konkreten Problemen oder Fragen kann die Tierkommunikation ganz allgemein zu einer Intensivierung der Beziehung beitragen.

Ende der Leseprobe

Dr. Angela Fetzner

Tierkommunikation

Die Seele des Tieres berühren

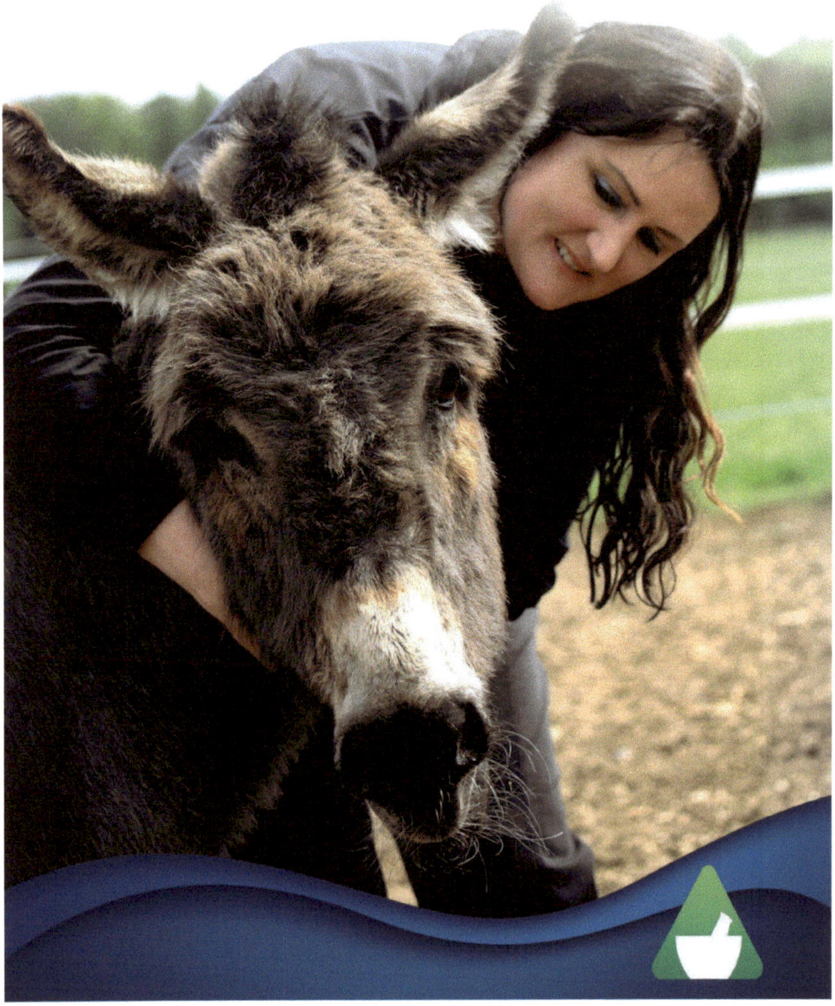

200

Waldbaden – Auf der Suche nach dem verlorenen Selbst

Als Waldbaden bezeichnet man das bewusste Eintauchen in die einzigartige Atmosphäre des Waldes. Wir nehmen den Wald achtsam und mit allen Sinnen wahr – um auf diese Weise Körper, Geist und Seele zu nähren und zu stärken. Wir schwimmen gleichsam im grünen Ozean des Waldes, sinken immer tiefer in den Wald ein. Wie auf einer Welle lassen wir uns treiben und nehmen intuitiv die heilenden Kräfte des Waldes in uns auf.

Gerade in der heutigen Zeit der stetigen Reizüberflutung und eines immer schneller werdenden Tempos, wächst die Sehnsucht nach Entschleunigung und Erholung.

Intensiver Fichtenduft, Moos, feuchter Waldboden – der Wald übt als besonderer Kraftort eine starke heilsame Wirkung auf unsere Psyche und unseren Körper aus.

Ein Aufenthalt im Wald tut uns gut, das spüren wir intuitiv. Der Wald erdet uns, schenkt Kraft, Vitalität, Entspannung, Gelassenheit und inneren Frieden. Waldbaden stärkt ferner das Immunsystem und die Widerstandskraft des Körpers. Auch das Herz-Kreislauf-System und der Bewegungsapparat profitieren vom Waldbaden.

Besonders auch in psychisch belastenden Situationen, in Zeiten von Stress sowie bei Depressionen und Angsterkrankungen helfen Waldbäder.

Alle wichtigen Themen zum Waldbaden – angefangen von den neuesten wissenschaftlichen Erkenntnissen, über praktische Übungen im Wald bis hin zu Ihrem persönlichen Wegweiser zum Waldbaden – werden in diesem verständlichen und empathischen Buch beschrieben.

Dr. Angela Fetzner

Waldbaden

Auf der Suche nach dem verlorenen Selbst

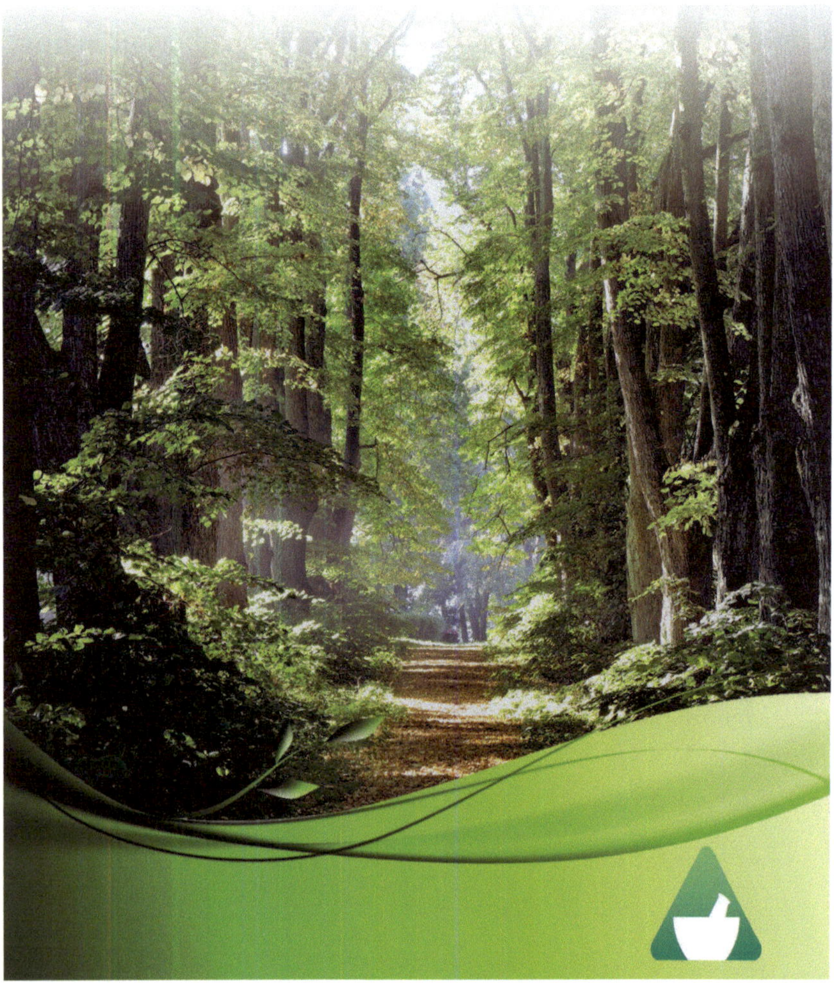

202

Atme Dich gesund Die Heilkraft der Atmung

Die Heilkraft der Atmung

In der modernen Zivilisation haben die meisten Menschen den Zugang zu einer natürlich funktionierenden Atmung völlig verloren – Folgen sind neben Beschwerden im Bewegungsapparat, im Herz-Kreislauf-System, im Lungensystem v. a. auch zahlreiche psychische Beschwerden. Die richtige Atmung ist indes eine wunderbare, aber allzu oft vernachlässigte Quelle für Gesundheit und Wohlbefinden. Richtiges Atmen will also (wieder) gelernt sein – wie das funktioniert, wird in diesem Buch erklärt.

Den eigenen Atemrhythmus finden

Dieses Buch animiert dazu, mittels zahlreicher Übungen den Atem intensiv zu erfahren und sich diesen bewusst zu nutzen, um innere Blockaden aufzulösen sowie zu mehr Gelassenheit und innerem Frieden zu finden. Die heilsamen Atemtechniken sind einfach durchzuführen und schenken wohlige Entspannung sowie neue Vitalität und Lebensfreude.

Auswirkungen einer falschen Atemtechnik

Dieser Ratgeber macht verständlich, warum eine richtige Atmung unbändige Heilkräfte freisetzt – andererseits aber auch, welche fatalen Auswirkungen ungünstige Atemtechniken auf die psychische und physische Gesundheit haben. Weiter wird erklärt, warum wir uns fast ausnahmslos im Laufe des Lebens eine falsche Atemtechnik antrainieren und welche wunderbaren Ressourcen und wertvolle Lebensqualität uns dadurch verloren gehen.

- er bewusste zugelassene Atem
- Pranayama – Bestandteil des Yoga, gehört zu den ältesten Atemtherapien überhaupt
- Qigong und Atmung
- Die spirituelle Bedeutung der Atmung
- Was macht eine richtige Atmung aus?
- Unbewusste und willentliche Atmung
- Die Heilkraft der Atmung
- Atemtraining – die besten Übungen •u. v. m.

Dr. Angela Fetzner

Atme Dich gesund

Die wunderbare Heilkraft der Atmung

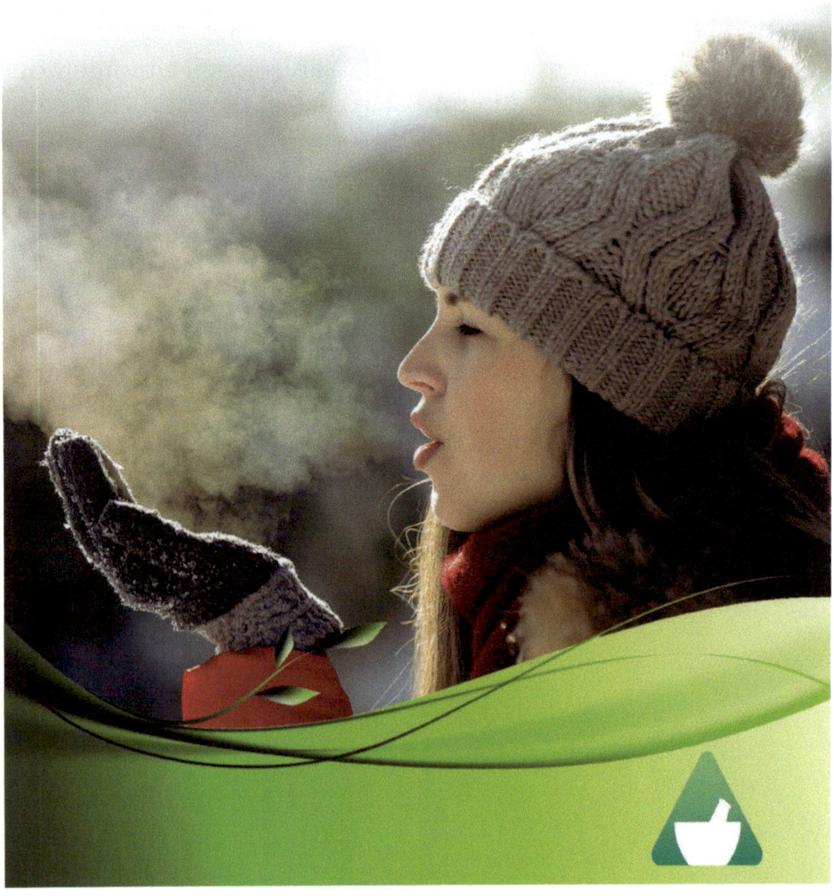

204